당뇨병 예방과 치료요양식

현대건강연구회 편

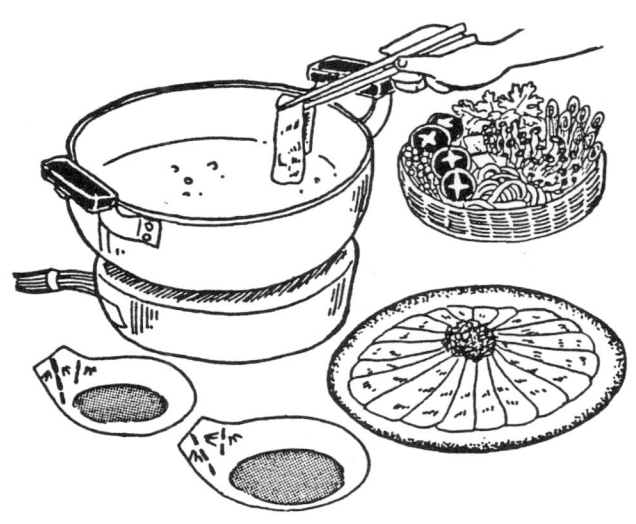

太乙出版社

머 리 말

식생활이 풍요로워진 시대이다.
먹는 것이 풍부해져 좋아하는 것을 자유로이 선택해서 먹는 중에 성인병의 하나라고 일컬어지는 당뇨병 환자가 증가하고 있다.
태어나면서부터 선천적으로 그런 체질을 지니고 있는 사람에게 발병하는 비율이 특히 높고, 그 체질과 먹는 음식이 큰 관련을 맺고 있다.
특히 중년의 나이가 넘어 과식, 비만, 운동 부족에 맞물려 당뇨병 증상이 나타나고 있는 사람이 많은 것 같다. 최근에는 어린이나 청소년층까지 당뇨병이 나타나고 있어 식사를 만드는 어머니의 고민이 되고 있다.
당뇨병이라는 진단을 받아 당뇨병 식사법을 하라는 권유를 받았을 때 어떤 음식을 선택하고, 또 어느 정도의 음식을 섭취해야 하는가를 충분히 알아 둘 필요가 있다.
그것은 '3대 영양소' 즉, 당질, 단백질, 지방 그리고 미네랄, 비타민을 밸런스 있게 섭취하는 것에서부터 시작된다.
편식이 되지 않도록 육류, 생선, 우유, 계란, 콩, 과일 그리고 야채를 듬뿍 섭취한다. 적어도 1일 30종류 정도의 식품을 잘 조합해서 식탁에 올리겠다는 마음가짐을 지녀야 한다. 당뇨병이라고 해서 특별한 요리를 만들 필요는 없다.
가족 전체가 먹을 수 있는 식사를 다소 가감하여 의사가 정해 준 자신의 1일 필요 총에너지양의 식사를 섭취하면 되는 것이다.

당뇨병은 질환이 아니고 당뇨병 체질자인 것이다. 정해진 식사를 충분히 섭취하면 컨트롤할 수 있다.

이 책은 당뇨병 치료를 위한 식이요법을 실은 책만이 아니라 당뇨병이 되지 않기 위한 식이요법이기도 하다. '당뇨병 치료를 위한 식품교환표'를 기본으로 해서 사계(四季)의 식단, 재료별 맛있는 식단을 많이 작성했다. 건강을 유지하고 싶은 분이나 비만으로 고민하는 사람에게도 도움이 될 것이다.

♣ 차 례 ♣

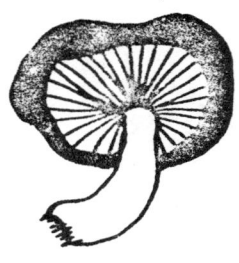

● 머리말 ··· 3

제1부
당뇨병 예방과 치료를 위한 단위별 식단 ················ 11
1200Kcal의 포인트 ··· 13
1200Kcal(1일 15단위)——봄의 1일 메뉴 ······························· 16
1200Kcal——봄의 점심, 저녁 대체 메뉴 ································· 21
1200Kcal(1일 15단위)——여름의 1일 메뉴 ··························· 23
1200Kcal——여름의 점심, 저녁 대체 메뉴 ····························· 29
1200Kcal(1일 15단위)——가을의 1일 메뉴 ··························· 32
1200Kcal——가을의 점심, 저녁 대체 메뉴 ····························· 38
1200Kcal(1일 15단위)——겨울의 1일 메뉴 ··························· 41
1200Kcal——겨울의 점심, 저녁 대체 메뉴 ····························· 47
1600Kcal의 포인트 ··· 50

♣ 차 례 ♣

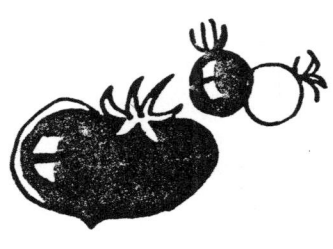

1600Kcal(1일 15단위)──봄의 1일 메뉴·················53
1600Kcal──봄의 점심, 저녁 대체 메뉴··············59
1600Kcal(1일 20단위)──여름의 1일 메뉴···········62
1600Kcal──여름의 점심, 저녁 대체 메뉴···········68
1600Kcal(1일 20단위)가을의 1일 메뉴··············71
1600Kcal──가을의 점심, 저녁 대체 메뉴···········77
1600Kcal(1일 20단위)겨울의 1일 메뉴··············80
1600Kcal──겨울의 점심, 저녁 대체 메뉴···········87
1800Kcal의 포인트···90
1800Kcal(1일 23단위)──봄의 1일 메뉴············93
1800Kcal──봄의 점심, 저녁 대체 메뉴·············99
1800Kcal(1일 23단위)──여름의 1일 메뉴········102
1800Kcal──여름의 점심, 저녁 대체 메뉴·········108
1800Kcal(1일 23단위)──가을의 1일 메뉴········111

♣차 례♣

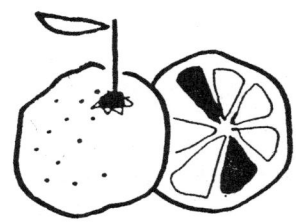

1800Kcal──가을의 점심, 저녁 대체 메뉴 ················ 117
1800Kcal(1일 23단위)──겨울의 1일 메뉴 ············ 120
1800Kcal──겨울의 점심, 저녁 대체 메뉴 ················ 126
고기를 사용한 주요 요리 ·· 129
생선을 사용한 주요 요리 ·· 133
계란을 사용한 주요 요리 ·· 137
두부와 콩의 주요 요리 ·· 141
야채가 듬뿍 든 주요 요리 ·· 145
우유를 사용한 맛있는 요리 ······································ 149
저칼로리식품의 맛있는 요리 ···································· 154
저칼로리의 맛있는 과자 ·· 157
간단히 만들 수 있는 도시락 ···································· 162
안심하고 먹을 수 있는 저녁 요리 ··························· 168
어린이 당뇨병 식이요법 ·· 172

♣ 차 례 ♣

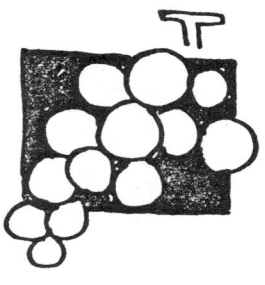

임산부 당뇨병 식이요법 ·· *175*
고혈압과의 합병 식이요법 ··· *179*
신장병과의 합병 식이요법 ··· *183*

제2부
당뇨병 예방과 치료를 위한 의사의 어드바이스 ········ *187*

1. 당뇨병이란 ··· *189*
2. 당뇨병의 합병증 ··· *194*
3. 당뇨병은 왜 일어나는가 ·· *197*
4. 당뇨병의 치료 ·· *198*
　　· 식이요법
　　· 운동요법
　　· 약물요법
5. 당뇨병과 걷는 생활 ·· *203*

♣차 례♣

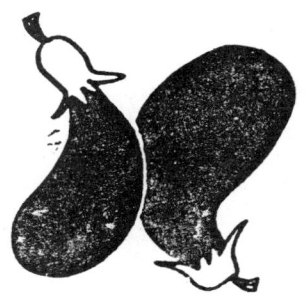

건강 유지를 위해서는 균형잡힌 식사를 한다 ·························· 205
〈각 영양소의 포인트〉
· 단백질
· 당질
· 지방
· 비타민
· 미네랄

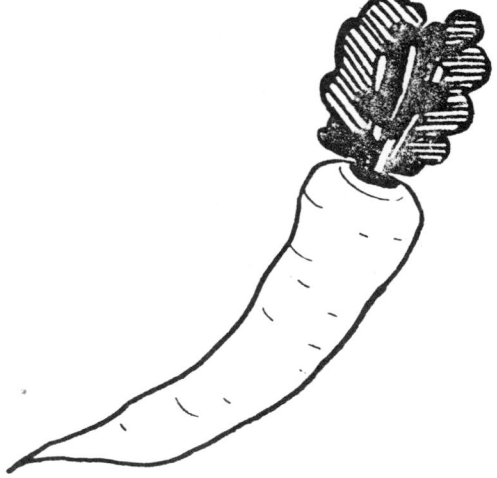

제1부
당뇨병 예방과 치료를 위한
단위별 식단

대체 메뉴는 다른 식단을
그대로 살리고 같은 표시가 되어
있는 것만을 교환하기 바란다.
칼로리의 양은 거의 변함이 없다.
재료 중에 '기름'이 있을 경우는
샐러드 기름, 즉 식물성 기름을
사용하기 바란다.

1200Kcal의 포인트

15단위가 당뇨병 요양식의 기초식이 된다.

칼로리의 양은 의사의 지시에 따라 정해지는데, 환자의 나이, 성별, 신장, 체중, 운동량, 증상, 합병증의 유무(有無)·종류 등에 의해 그 사람에게 적합한 식사를 만들자.

단백질이 많은 생선, 육류, 계란, 콩, 우유나 비타민, 미네랄이 많은 야채, 해조 등은 일반 성인의 섭취량과 거의 같지만 주식인 밥과 칼로리가 높은 기름을 주는 것에 의해 총칼로리를 낮춘다.

정해진 하루의 총칼로리를 3식 거의 균등하게 나누고, 1회의 섭취량을 400킬로 칼로리 정도로 한다. 이와 같이 3회로 나누어 섭취하면 별로 당뇨는 나오지 않지만 같은 1200Kcal라도 1회의 섭취량이 많으면 혈당이 올라가 당뇨가 나오는 경우가 종종 있다.

당뇨병의 식사 요법을 실행하고 있을 때는 혈당치를 올려서는 안된다. 이것은 평생 계속해야 하는 정해진 식사인 것이다.

간식도 식후 금방이 아니고 식사와 식사 사이에 섭취하는 것이 이상적이다.

＊표1의 식단은 빵으로 바꿀 수도 있다. 1끼분의 밥은 공기에 살살 펴서 1공기(110g)이지만 빵의 경우는 한 덩이를 6장으로 썰어 그 1장이 이에 해당하고 모두 2단위가 된다.

＊표 3의 식품은 가능한 변화를 주도록 하자. 고기가 싫으면 생선을 2단위로 해도 좋다. 또 기초식으로 사용했으면 하는 고기나 생선은 '당뇨병 치료의 식품 교환표' 표3에 있는 것으로 되도록 ＊표나 △표시가 되어 있지 않은 것을 선택하도록 하자.

＊표 4의 우유를 마시지 못하는 사람은 표3의 식품 1단위를 우유 대신 선택하고 표2의 과일로 0.4단위를 섭취할 수도 있다.

아무튼 섭취하는 식품의 단위를 잘 기억해 두는 것이 중요하다.

1200KCal (15단위 식사)의 기준

교환표	단위	식품	분량	기준
표1	6	밥	330g	공기로 살살 펴서 3공기
표2	1	과일	150g	사과 작은 것 1또는 중간 것 2/3개
표3	4	생선 육류 계란 두부	80g 60g 50g 100g	생선 1토막 고기 얇게 썬 것 1장 두부 3/1모 계란 1개

표4	1.4	우유	200c.c.		우유
표5	1	유지	10 g		샐러드유 큰수저 1개 / 버터 또는 마아가린
표6	1	야채 해조류 버섯	300 g 적당량		
부록	0.6	된장	12 g		작은술 2개
		설탕	6 g		작은술 2개
합계	15				

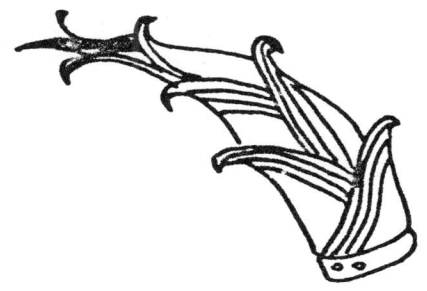

1200Kcal(1일 15단위) 봄의 1일 메뉴

아침

밥 밥85g (공기 2/3)
양배추, 무즙, 된장국

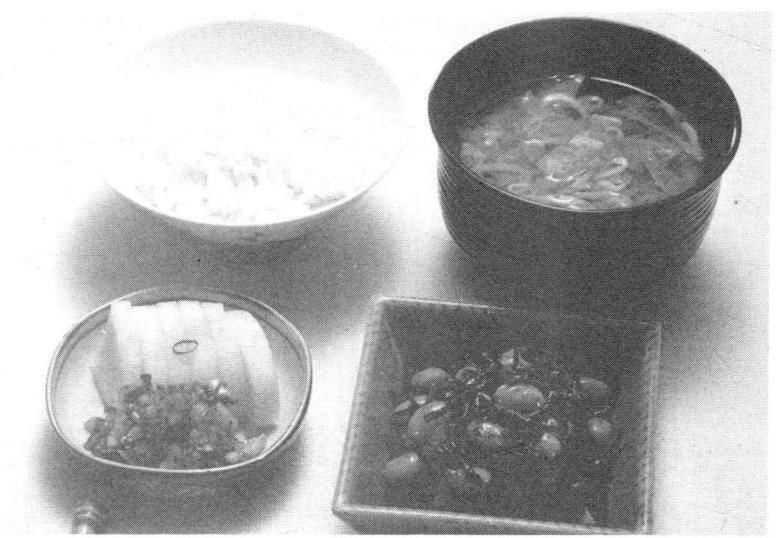

녹미채와 대두 조림

재료 녹미채 20g (물에 불린 것), 데친 대두 20g (통조림 사용) 다시국물 1/2컵, 간장 큰술1/2, 인공 감미료 조금.

만드는 법
녹미채와 데친 대두를 다시 국물로 조린다. 간장을 넣어 한동안 더 조리고 마지막으로 인공 감미료를 넣어 마무리한다.

무절이

만드는 법
무와 잎에 소금 10%를 넣어 섞고 하룻밤 절인 것을 50g 담아낸다.

점심
햄과 계란 샌드위치

재료 식빵 50g (한 통은 12장으로 자른 것 중 2장), 마아가린 작은술 1개, 햄 40g, 삶은 계란 1개, 샐러드 30g, 마요네즈 작은술 1개, 소금, 후추 약간.

만드는 법
[1] 식빵 한쪽에 마아가린을 바른다. [2] 삶은 계란은 1cm 두께로 둥글게 자른다. [3] 마아가린을 바른 한 장의 식빵에 샐러드를 깔고 마요네즈를 바른다. 그 위에 계란, 햄을 얹고 소금, 후추를 조금 뿌리고 나머지

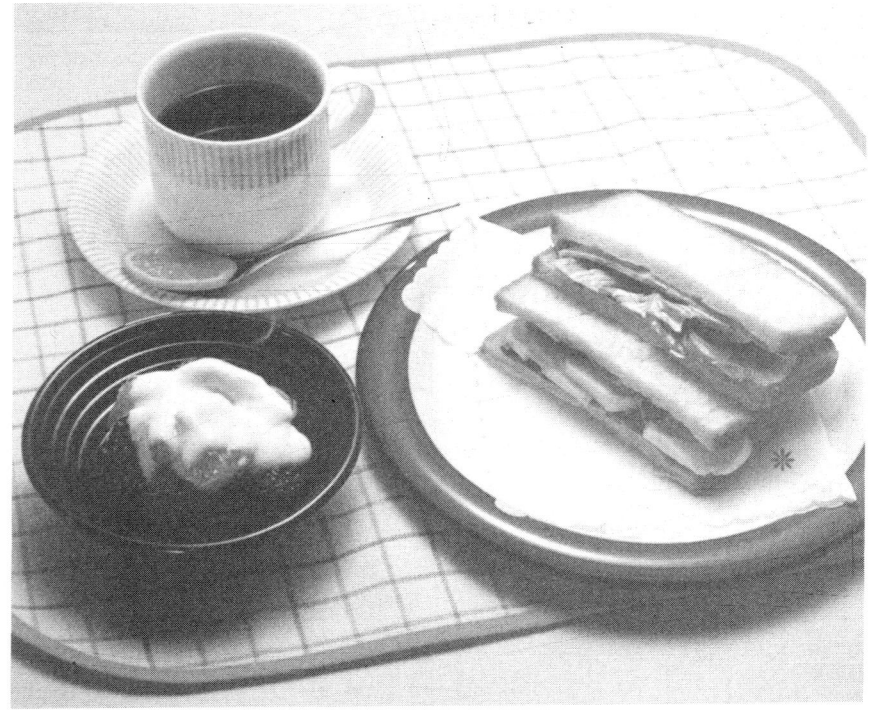

빵을 겹친다.

과일 요구르트 샐러드

재료 딸기 80 g, 귤 100 g (약 1/2개로 껍질을 벗긴 것)
요구르트(무당) 40 g

만드는 법
딸기는 씻어 꼭지를 딴다. 귤은 먹기 좋은 크기로 자른다. 딸기와 귤을 그릇에 담고 위에 요구르트를 뿌린다.

포인트
과일이 든 샐러드는 계절에 따라 여러 가지 과일을 조합하는 것이 맛있다.

레몬티 (기호에 따라 인공 감미료)

저녁

밥 100g (공기에 살살 펴서 1공기)
참치 구이에 브로컬리 곁들임

재료 참치살 60g, 간장 작은술 1개, 미림 작은술 1, 브로컬리 50g, 소금 작은술 1/4.

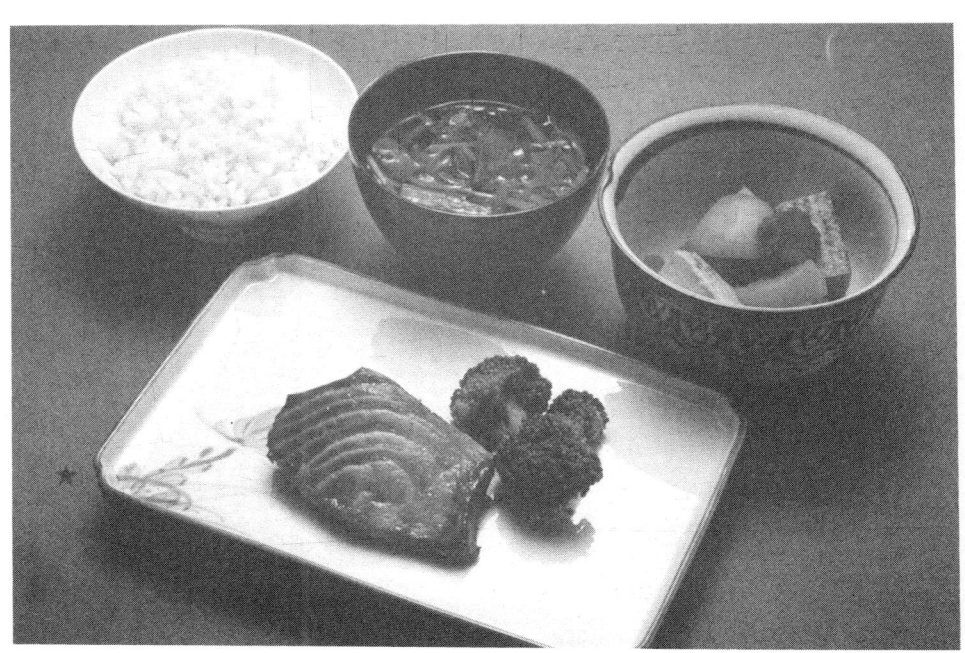

만드는 법
① 참치에 간장, 미림을 쳐 20분 정도 두었다가 굽는다.
② 뜨거운 물에 소금을 넣어 브로컬리를 데쳐내 곁들인다.

두부와 야채 조림

재료 구운 두부 50g, 무청 30g, 감자 50g, 당근 30g, 다시 국물 1/2 컵, 간장 작은술1, 인공 감미료 조금.

만드는 법
① 감자, 당근은 껍질을 벗긴다. 무청은 한 입 크기로 썬다. 구운 두부는 먹기 좋게 썬다.
② 냄비에 다시국물을 붓고 감자, 당근을 부드럽게 조린다. 이어서 무청, 구운 두부를 넣고 조려 간장으로 맛을 낸다. 다시국물이 줄어들면 인공 감미료를 넣는다.

시금치국

재료 시금치 100g, 다시국물 150cc, 간장 작은술 2/3

만드는 법
시금치는 데쳐 5cm 길이로 썬다. 다시국물을 끓여 간장을 넣는다. 다시국물에 시금치를 넣는다.

1200Kcal
봄의 점심, 저녁 대체 메뉴

중국식 볶음밥

재료 밥 공기 1개, 닭고기 40g, 계란 1개, 표고버섯 20g, 당근 20g, 그린피스 10g, 생강 약간, 기름 10g, 소금 작은술 1/3, 후추 약간.

만드는 법

1 닭고기는 1cm 사각썰기하고 표고버섯도 물에 불려 마찬가지로 썬다. 당근은 5mm로 썬다.

2 후라이팬을 달구어 5g의 기름을 넣는다. 풀어 놓은 계란을 볶아낸다.

3 2에 남은 기름을 넣고 생강 다진 것, 닭고기, 버섯, 당근을 볶는다. 그린피스, 계란을 넣고 마지막에 밥을 넣어 볶다가 소금, 후추로 맛을 낸다.

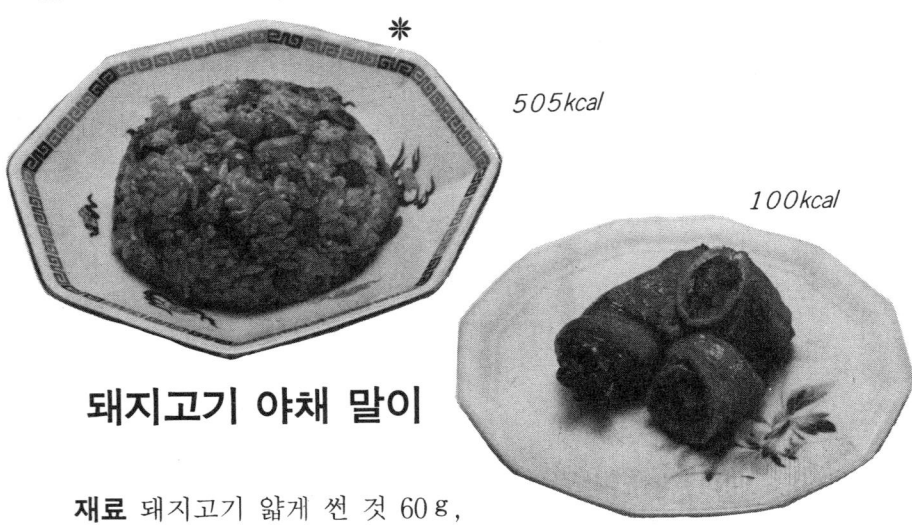

505kcal

100kcal

돼지고기 야채 말이

재료 돼지고기 얇게 썬 것 60g, 피망 50g, 다시국물 1/4컵, 미림작은술 1/2, 간장 작은술 1, 감미료.

만드는 법

1 돼지고기는 지방이 적은 부분을 구해 얇게 썬다.
2 피망은 속의 씨를 빼고 길게 1cm 폭으로 썬다.
3 2의 피망을 심으로 하여 1의 돼지고기로 만다.
4 냄비에 다시국물, 간장, 미림을 넣고 끓여 3을 넣는다. 국물이 없어질 때까지 조려 마지막에 인공 감미료를 넣어 달게 조린다.

간식

우유 커피

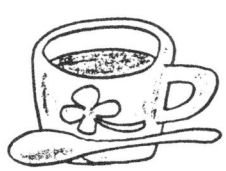

우유 180cc를 데워 인스턴트 커피 작은술 1개를 넣어 섞는다.

1200Kcal(1일 15단위)
여름의 1일 메뉴

아침

독일식 토스트

재료 식빵 60 g (한 통 6장 중 1장), 계란 1/2개, 우유 1/4컵, 버터 작은술 1, 소금·후추 약간.
만드는 법

1 계란을 풀고 우유를 4~5회 나누어 넣고 계란을 잘 푼다. 소금, 후추로 엷게 맛을 내고 그 안에 식빵을 1분 정도 담근다.
2 후라이팬에 버터를 녹여 1의 식빵을 넣고 양면을 뒤집으면서 굽는다.

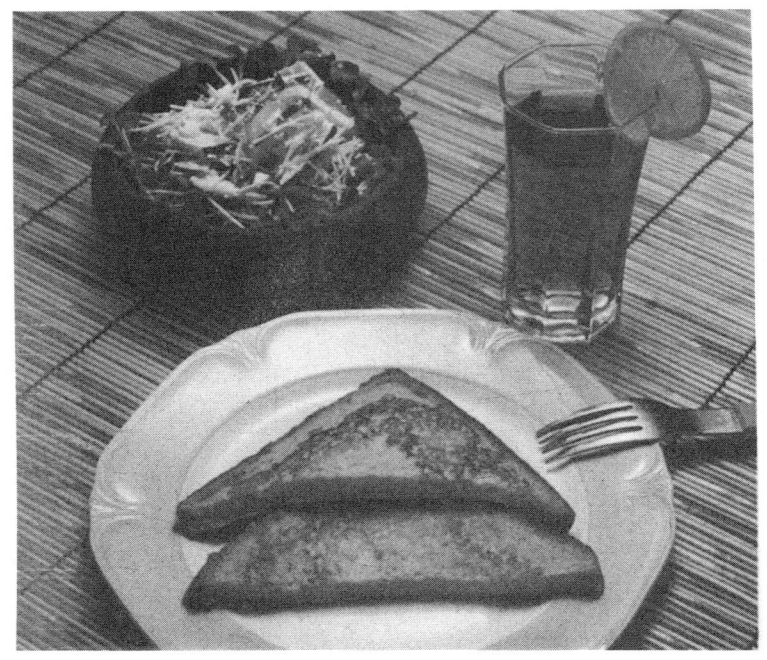

카티지 치즈와 야채 샐러드

재료 카티지 치즈 40g, 양배추 30g, 사과 30g, 마요네즈 작은술 1, 소금 약간.

만드는 법

1. 양배추는 5cm 길이로 채썬다. 사과도 먹기 좋게 얇게 썬다.
2. 카티지 치즈에 마요네즈와 소금 약간을 섞고 1의 재료를 넣어 섞는다.

레몬티 (인공 감미료 사용)

점심
볶은 계란을 넣은 김밥

재료 밥 100 g (공기 1개분), 계란 1/2개, 설탕 작은술 1/2, 구운김 1/3, 소금 약간.

만드는 법

1 작은 냄비에 계란을 넣고 설탕, 식초 한 방울을 넣는다. 젓가락으로 섞으면서 약한 불로 반숙이 되도록 볶는다.

2 손에 소금물을 무쳐 이등분한 밥 중앙에 ①을 1/2씩 넣어 둥글게 빚어 표면에 김을 만다.

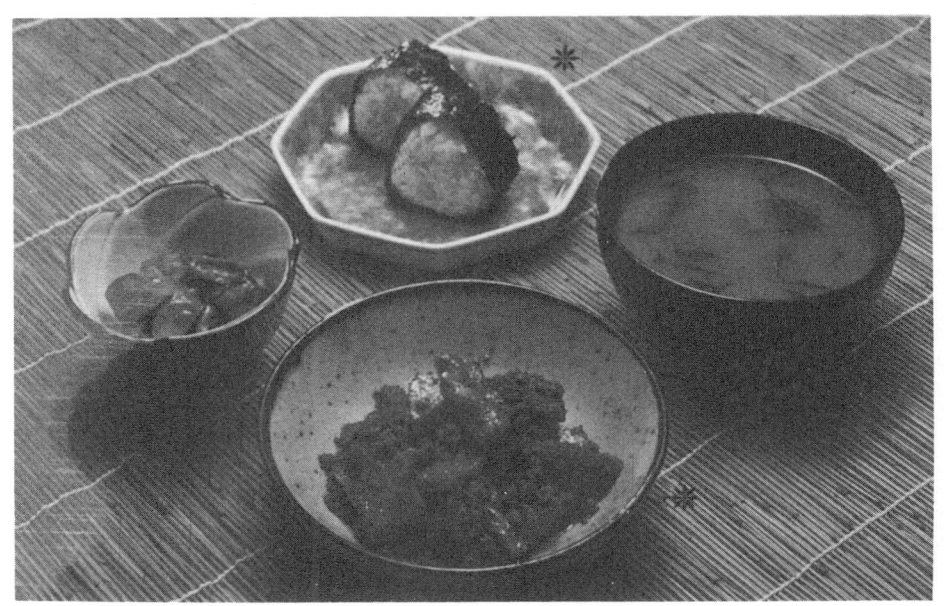

모듬 조림

재료 소고기 간 것 60g(넓적다리살), 당근 20g, 곤약 40g, 기름 작은술 1/2, 술 1/4컵, 간장 큰술1/2, 인공 감미료 적당량.

만드는 법
① 당근은 반달 모양으로 얇게 썬다. 곤약은 7~8mm 얇게 썰고 중앙에 구멍을 뚫는다.
② 냄비에 기름을 넣고, 소고기 간 것에 이어서 당근, 곤약을 볶는다. 다시국물, 간장을 넣고 다시국물이 없어질 때까지 조린다. 마지막에 인공 감미료를 넣어 조금 더 조린다.

가지 무침

재료 가지 80g, 겨자 작은술 1/4, 간장 작은술 1/2.

만드는 법
가지는 동그랗게 썰어 데쳐내고 겨자, 간장으로 무친다.

미역 된장국

재료 미역 2g, 다시국물 150cc, 된장 12g(작은 술 2)

간식

그레이프 후르츠와 우유
그레이프 후루츠 160g(껍질, 씨를 포함해서), 우유 140cc

저녁

밥 100g(공기 1개)

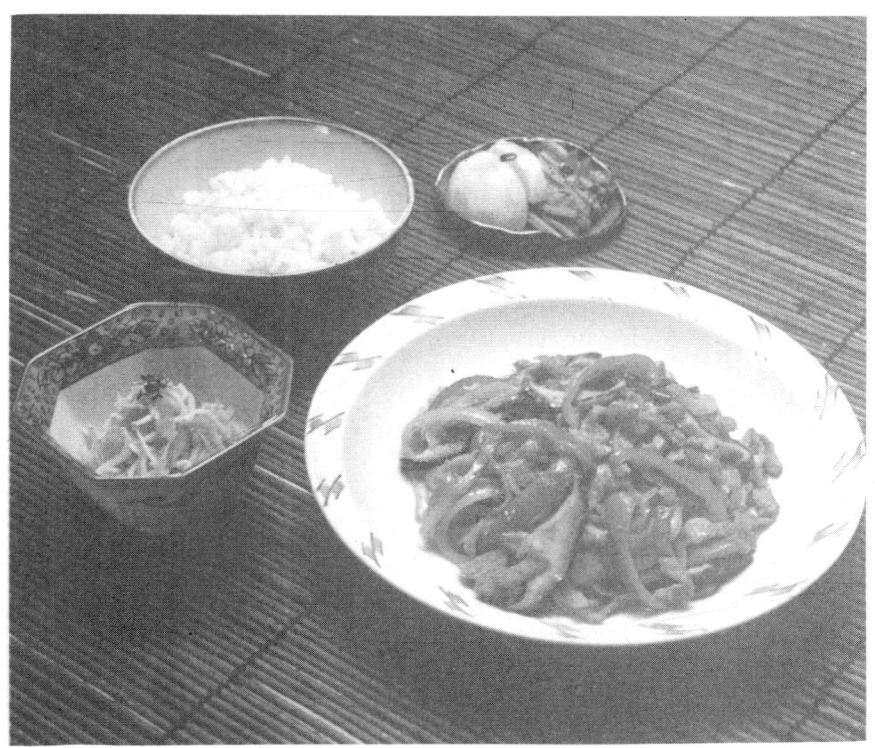

돼지고기와 야채 된장 볶음

재료 돼지고기 60g, 양파 50g, 피망 60g, 생표고버섯 30g, 생강 1조각, 참기름 작은술 1/2, 된장 큰술 1개, 물 큰술 2, 인공감미료 적당량.

만드는 법
1 돼지고기는 5mm 두께로 썰고 양파는 1cm 폭으로 썬다. 피망, 생표고버섯은 각각 채썬다.
2 후라이팬에 참기름을 달구어 생강 다진 것을 넣는다. 1의 돼지고기와 야채를 재빨리 볶고 된장 물을 넣어 전체적으로 맛이 어우러지게 볶는다. 마지막으로 인공 감미료를 넣는다.

멸치와 무 갈아서 무침

재료 멸치 10g, 무 간 것 50g, 간장 작은술 1/2

만드는 법
무 간 것에 멸치, 간장을 넣고 가볍게 무쳐 그릇에 담는다.

무청 절임

무청을 잎과 함께 엷은 소금으로 절인 것 50g을 곁들인다.

1200Kcal
여름의 점심, 저녁 대체 메뉴

냄비 장어와 밥

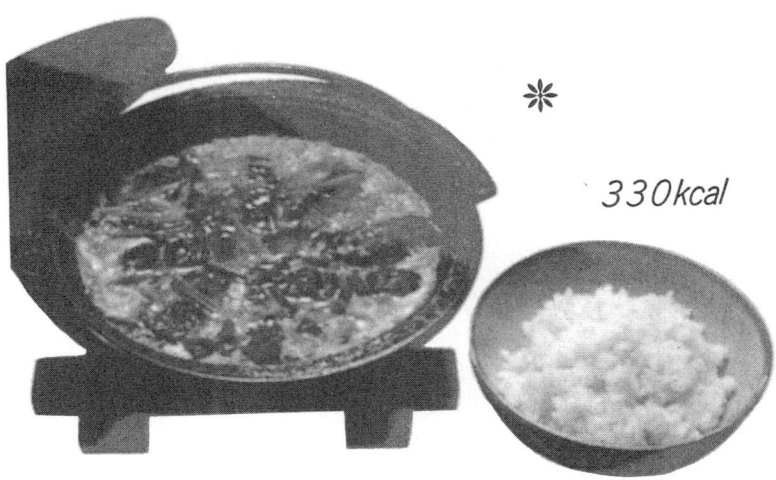

330kcal

재료 밥 공기 1개, 장어 구이 30g, 계란 1/2개, 다시마 20g, 당근 20g, 파 10g, 설탕 작은술 1/2, 간장 작은술 1, 기름 작은술 1/2, 다시 국물 1/4컵.

만드는 법
① 장어는 1.5cm 폭으로 썬다.
② 다시마는 잘게 잘라 물에 넣어둔다. 당근도 잘게 썰고 파는 3cm 길이로 썬다.
③ 냄비에 기름을 달구어 다시마, 당근을 가볍게 볶고 다시국물을 넣어 끓인다. 설탕, 간장으로 맛을 내고 장어를 넣어 끓인다. 위에서 계란을 깨넣고 파를 뿌려 계란이 반숙 상태가 되면 불을 끈다.

두부 스테이크

재료 두부 150g, 기름 작은술 1개, 피망 40g, 생표고버섯 20g, 송이버섯 30g, 생강 조금, 된장 작은술 1, 인공감미료 약간, 다시국물 1/4컵.

만드는 법
① 피망은 7mm 폭으로 썰고 생표고버섯, 송이버섯도 마찬가지로 썬다.
② 두부는 물을 빼내고 기름을 두른 후라이팬에서 양면을 색이 나도록 굽는다.
③ 두부를 꺼낸 후라이팬에 ①의 야채를 넣어 가볍게 볶고 다시국물,

제1부-당뇨병 예방과 치료를 위한 단위별 식단 31

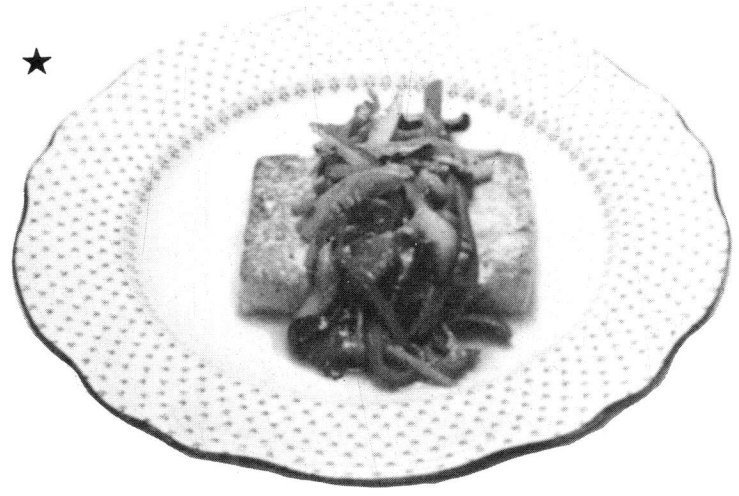

★

185kcal

된장, 생강즙을 넣는다. 마지막으로 인공 감미료를 넣고 2의 두부 위에 얹는다.

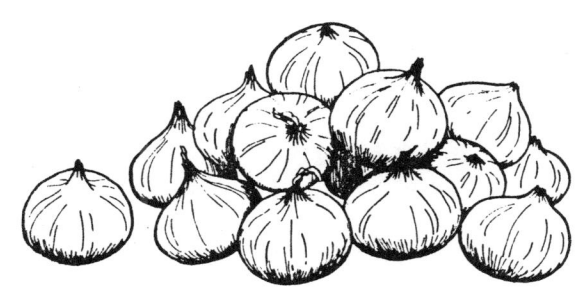

1200Kcal(1일 15단위)
가을의 1일 메뉴

아침

프랑스 빵 60g, 마아가린 2g(작은술 1/2)

포치드에그 스프

재료 계란 1개, 베이컨 10g, 샐러리 50g, 콩깍지 30g, 닭고기 가루, 스프 200cc, 브이용 1/2개.

만드는 법

① 닭고기 스프를 끓여 1cm 길이로 자른 베이컨, 채썬 샐러리, 콩깍지를 넣어 끓인다. 한 번 끓인 뒤 브이용을 넣어 맛을 낸다.

② ①을 약한 불로 낮추고 그릇에 깨 놓은 계란을 살며시 넣는다. 그것이 반숙 정도가 될 때까지 끓인다.

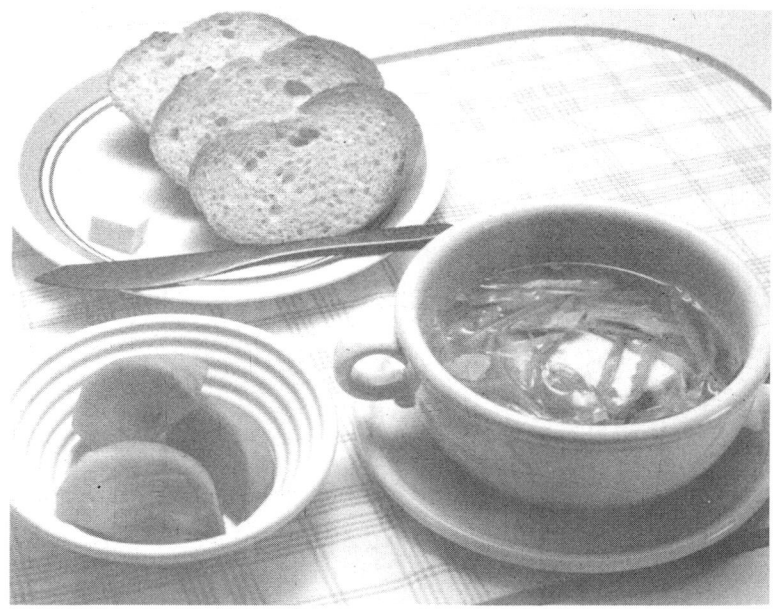

과일

감 90g (껍질, 씨 포함) 약 1/2개.

포인트

프랑스빵을 식빵으로 바꾸어도 좋다(한 통을 6장으로 썬 것 중 1장).

점심

전갱이밥

재료 밥 85g (공기 2/3), 식초 작은술 1/4, 인공 감미료 조금, 소금 작은술 1/5, 전갱이 식초 절임 30g, 콩깍지 30g, 당근 20g, 세닢 10

g , 송이버섯 20 g , 계란 1 / 2개, 생강 조금, 설탕 작은술 1, 소금 작은술 1 / 4, 다시국물 1 / 3컵.

만드는 법

① 밥에 식초, 소금 작은술 1 / 5, 인공감미료를 섞어 뿌린다.

② 냄비에 다시국물, 설탕, 소금 작은술 1 / 4을 넣는다. 콩깍지, 당근 채 썬 것, 송이버섯을 넣고 국물이 없어질 때까지 조린다.

③ 세닢은 데쳐 3cm 길이로 썬다.

④ 계란을 풀어 부쳐 채썬다.

⑤ ①의 밥에 ②③④의 재료를 넣고 그 위에 전갱이 식초 절임을 얹어 국화꽃으로 장식한다.

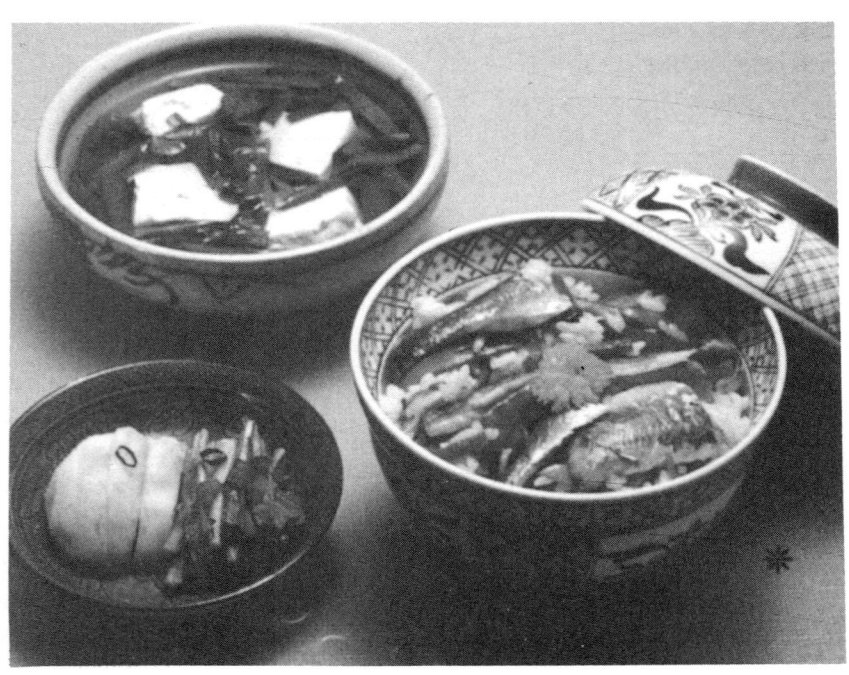

두부 부추국

재료 두부 100g, 부추 30g, 다시국물 약 150cc, 간장 작은술 1.

만드는 법
다시국물을 끓여 간장으로 맛을 낸다. 3cm로 깍뚝썰기한 두부와 부추를 5cm 길이로 썰어 넣고 1분 정도 끓인다.

무청절임
무청과 잎을 엷은 소금으로 하룻밤 절인 것을 50g 정도 곁들인다.

포인트
전갱이 식초 절임을 멸치 20g이나 전어 30g으로 바꾸어도 좋다.

간식
밀크티(인공 감미료)

저녁
밥 110g(공기 1개)

닭고기와 야채 된장 볶음

재료 닭고기 가슴살 60g, 파 20g, 양파 30g, 피망 30g, 당근 20g, 생표고버섯 20g, 기름 작은술 1, 된장 12g(작은술 2), 설탕 작은술

1, 식초 작은술 2, 다시국물 1/4컵.

만드는 법

① 닭고기 가슴살은 한 입 크기로 썬다. 거기에 맞추어 야채도 먹기 좋은 크기로 썬다.

② 후라이팬에 기름을 둘러 달구어 닭고기, 당근, 양파를 볶는다. 이어서 피망, 생표고버섯, 파를 볶고 다시국물, 된장, 설탕, 식초를 넣어 조린다.

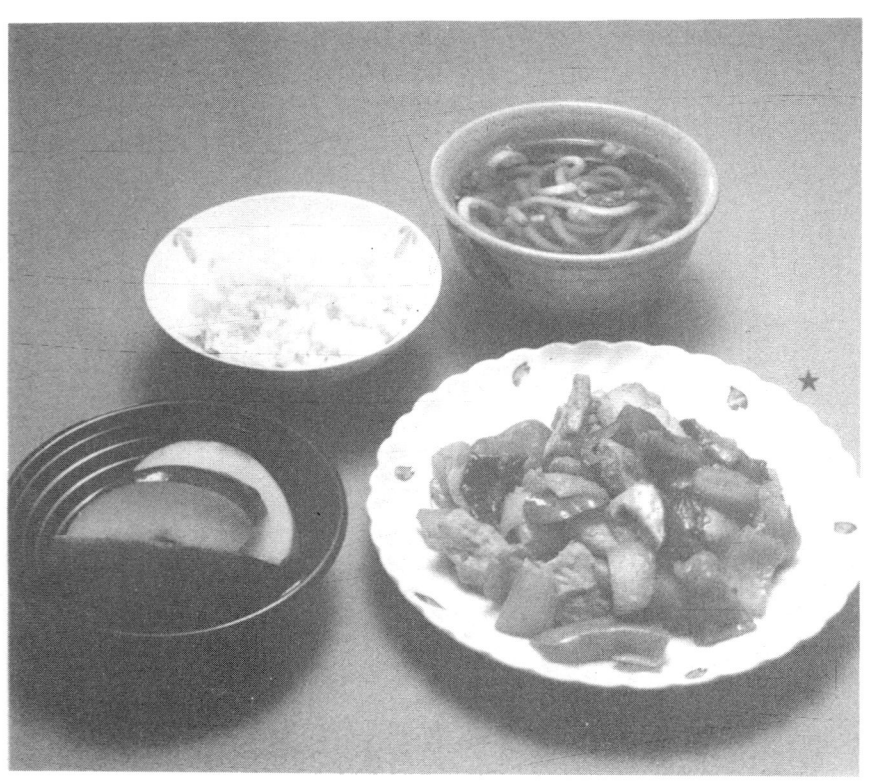

우동

재료 우동 40g, 파 10g, 다시국물 약 150cc, 간장 작은술 1.

만드는 법
다시국물에 간장을 넣어 맛을 낸다. 우동을 넣어 한 소끔 끓이고 파를 잘게 다져 넣는다.

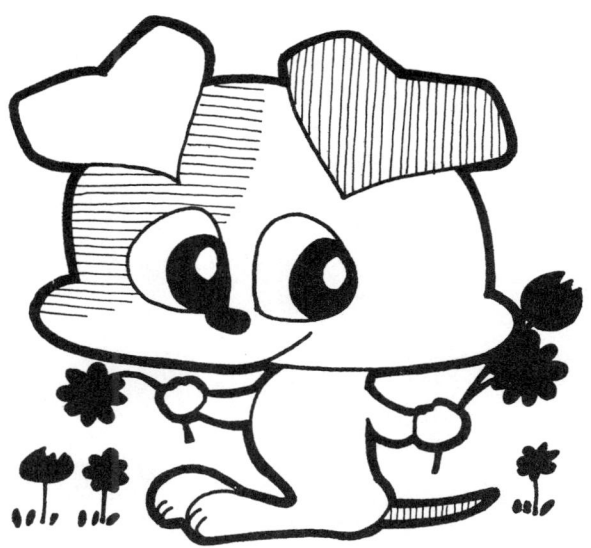

1200Kcal
가을의 점심, 저녁 대체 메뉴

닭고기 덮밥

재료 밥 85g (공기 2/3), 닭고기(가슴살) 30g, 계란 25g (1/2개), 양파 30g, 생표고버섯 20g, 세닢 20g, 간장 작은술 1, 설탕 작은술 1, 다시국물 1/3컵.

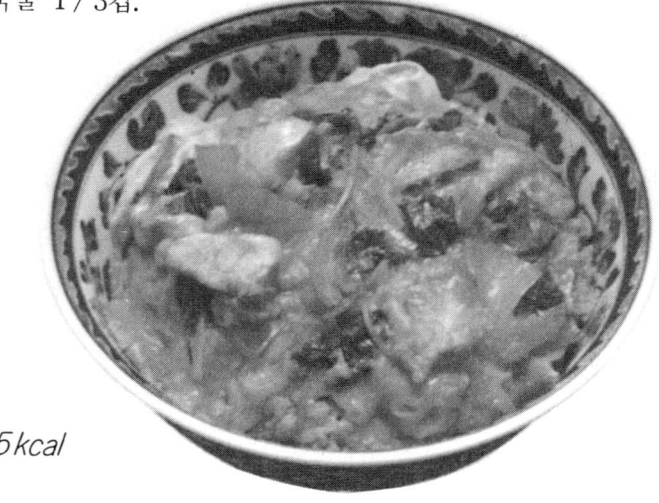

225kcal

만드는 법

1 닭고기는 잘게 찢고 계란은 푼다.
2 다시국물을 끓여 닭고기, 양파를 넣고 끓인다. 간장, 설탕을 넣고 생표고버섯, 세닢을 뿌리고 마지막으로 계란으로 덮는다.
3 그릇에 밥을 담고 위에 ②의 재료를 흐트러지지 않도록 얹는다.

오징어와 야채 된장 볶음

재료 오징어 100g, 피망 20g, 양파 30g, 당근 20g, 생표고버섯 30g, 생강 조금, 기름 작은술 1, 된장 작은술 2, 미림작은술1, 다시국물 1/4컵, 인공감미료 적당량.

170kcal

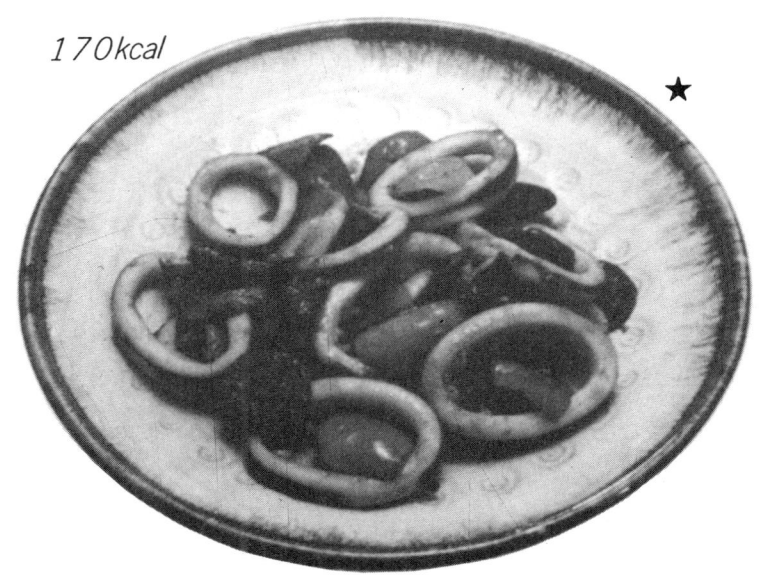

만드는 법

① 오징어를 1cm 폭으로 동그랗게 썰어 데쳐낸다.

② 피망, 양파, 당근, 생표고버섯은 각각 한 입 크기로 썰고 생강은 다진다.

③ 기름을 달구어 생강을 볶고 이어 야채를 볶는다. 마지막에 오징어를 넣고 볶아 된장, 미림, 다시국물을 넣고 끓인다. 기호에 따라 인공감미료를 넣는다.

포인트

오징어는 마지막에 넣어 강한 불로 재빠르게 볶아내면 부드러워진다.

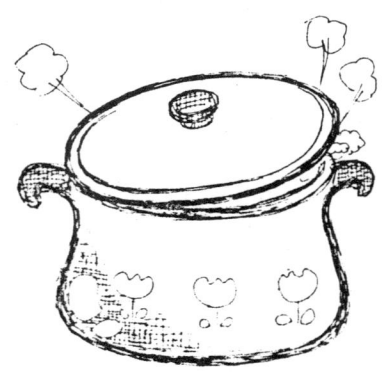

1200Kcal(1일 15단위) 겨울의 1일 메뉴

아침
밥 110g (공기 1개)

양파와 미역 된장국

재료 양파 50g, 다시국물 150cc, 말린 미역 2g, 된장 12g(작은술 2).

만드는 법
양파는 5mm로 썰고 다시국물에 넣어 끓인다. 그 속에 물에 불린 미역을 잘라 넣고 마지막에 된장을 넣는다.

간 무 얹은 납두

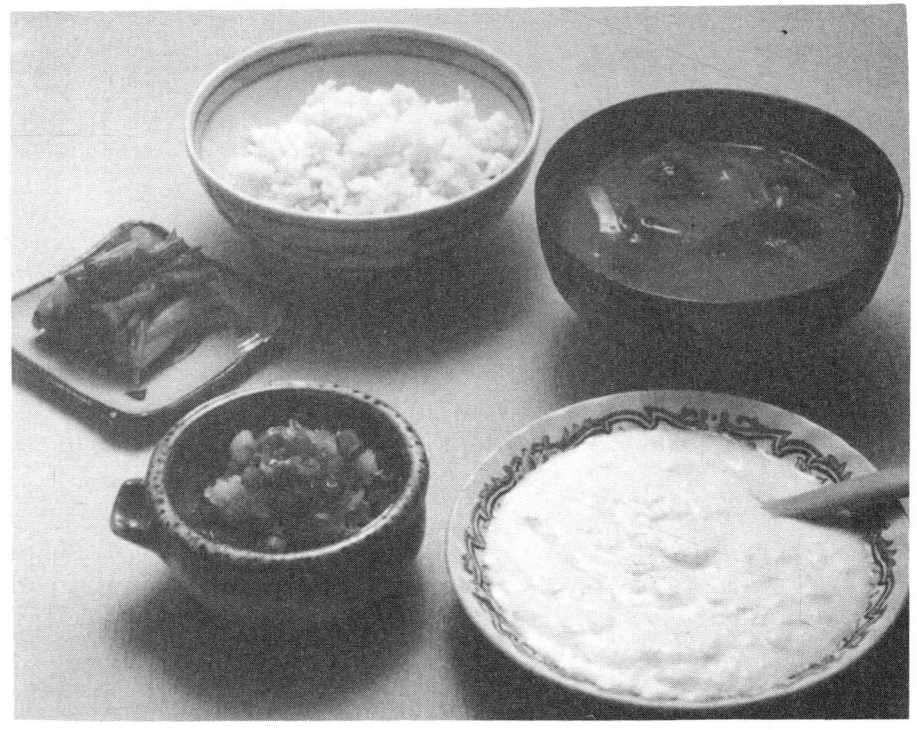

재료 납두 20g, 파 10g, 무우 간 것 50g, 간장 작은술 1/2.

만드는 법
납두, 무 간 것, 다진 파를 섞어 얹는다.
먹기 전에 간장을 끼얹는다.

시금치 절임

만드는 법
시금치는 데쳐 엷게 소금을 뿌려 하룻밤 둔다. 그것을 50g 곁들인다.

요구르트 첨가

재료 요구르트 70g, 설탕 작은 술 1개.

점심

카레 피라프

재료 쌀 40g, 햄 30g, 새우 30g, 그린피스 10g, 기름 작은술 2, 닭고기 스프 또는 물 130cc, 소금 작은술 1/3, 카레가루 작은술 1.

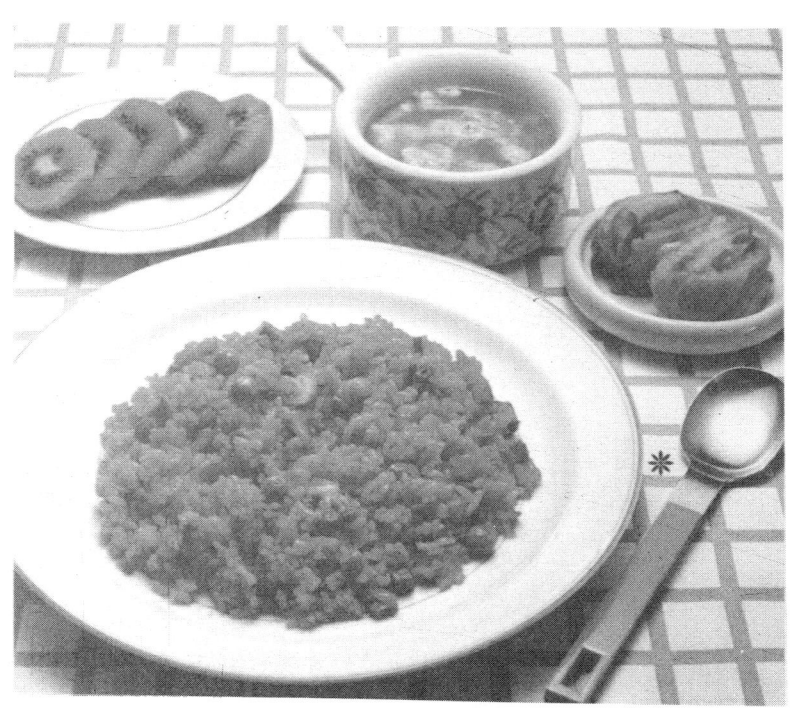

만드는 법

1 쌀은 씻어서 체에 받친다.
2 햄과 새우는 약 7mm로 썬다. 양파는 다진다.
3 후라이팬에 기름을 둘러 달구어 ①의 씻은 쌀 ②의 재료 그린피스를 살짝 볶는다.
4 ③의 재료를 취사솥에 옮기고 스프, 소금, 카레가루를 섞어 넣고 밥을 한다(4배의 물로 지으면 된다).

계란 스프

재료 계란 1개, 브이용 1/2개, 물 약 200cc.

만드는 법
200cc 물에 브이용을 넣는다. 약한 불로 끓여 풀어 놓은 계란을 넣는다.

양배추 레몬 절임

만드는 법
양배추, 당근 얇게 썬 것, 레몬 둥글게 썬 것을 소금을 약간 뿌리면서 겹치고 하룻밤 저려 놓은 것을 60g.

과일

키위 후루츠 75g (큰 것 1/2개 또는 작은 것 1개)

간식
뜨거운 밀크와 네이블, 우유 180cc, 네이블 100g.

저녁
밥 110g (공기 1개)

대구 술 절임

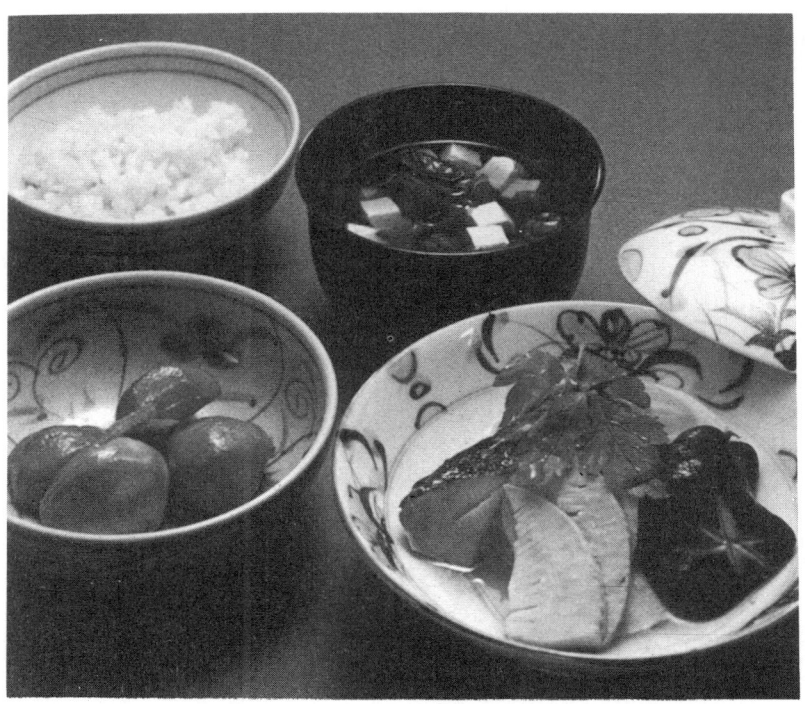

재료 대구살 100g, 생표고버섯 20g, 파 30g, 송이버섯 20g, 세닢 20g, 술 큰술 1/2, 엷은 간장 작은술 1, 생강 즙 조금.

만드는 법

① 대구살에 생강즙을 뿌려 그릇에 담는다. 그 위에 파를 비스듬히 썰고 송이버섯을 얇게 썰고 생표고버섯, 세닢을 5cm 길이로 잘라 얹는다.

② ① 위에 술, 간장을 뿌리고 뚜껑 또는 호일을 씌워 15분 정도 찐다.

감자 조림

재료 감자 70g (껍질을 벗긴 것), 참기름 작은술 1/2, 다시국물 1/4컵, 간장 작은술 1개, 미림 작은술 1.

만드는 법

감자를 참기름으로 가볍게 볶는다. 다시국물을 넣어 부드럽게 조린다. 간장, 미림을 넣고 색깔이 나도록 조린다.

두부와 미역국

재료 두부 50g, 말린 미역 2g, 된장 12g (작은술 2), 다시 국물 150cc.

만드는 법

다시국물을 끓여 된장을 넣어 녹인다. 미역을 잘게 썰고 두부를 1.5cm 깍뚝썰기하여 넣는다.

1200Kcal
겨울의 점심, 저녁 대체 메뉴

치킨 샌드위치

재료 식빵 60g(한 통을 12장으로 자른 것 2장), 닭고기 넓적다리살 30g, 샐러드 20g, 양파 20g, 오이 20g, 마요네즈 작은술 2, 소금·후추 약간.

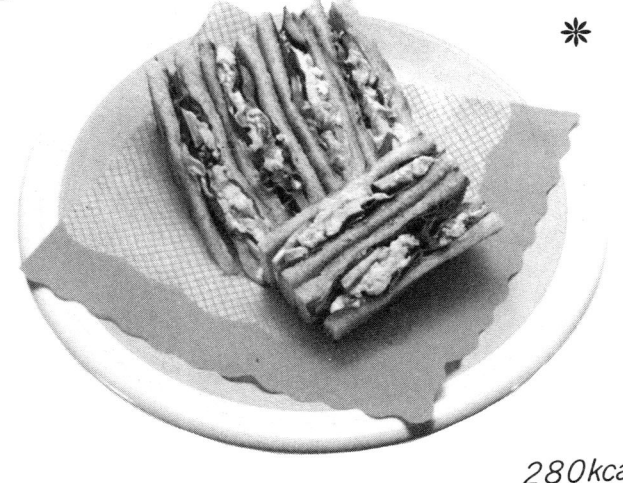

280kcal

만드는 법

1 식빵은 토스트 한다.
2 닭고기는 소금·후추를 뿌리고, 물(큰술 2)을 넣어 보일한다.
3 양파 다진 것에 마요네즈, 간장을 섞는다.
4 토스토한 빵에 마요네즈를 바르고 닭고기는 얇게 찢고, 샐러드, 오이도 얇게 썰어 얹는다. 남은 빵을 얹어 샌드위치를 만든다.

굴 호일 구이

재료 굴 100g, 소금 작은술 1/5, 후추 약간, 피망 30g, 생표고버섯 20g, 양파 20g, 레몬 둥글게 썬 것 1개, 와인 작은술 2, 호일 25cm 정방형의 것 1장.

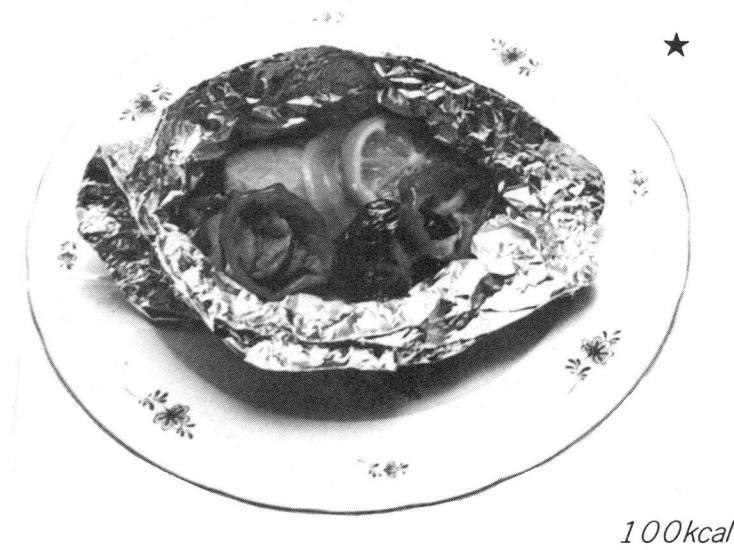

★

100kcal

만드는 법

1 굵은 소금, 후추를 친다.

2 피망, 양파는 1cm 폭으로 둥글게 썰고 생표고버섯은 줄기를 잘라 낸다.

3 호일을 펴 놓고 중앙에 ①을 얹는다. ②를 위에 겹쳐 얹고 와인을 뿌리고 레몬을 얹어 싼다.

4 후라이팬에 ③을 놓고 뚜껑을 덮어 10~15분 굽는다.

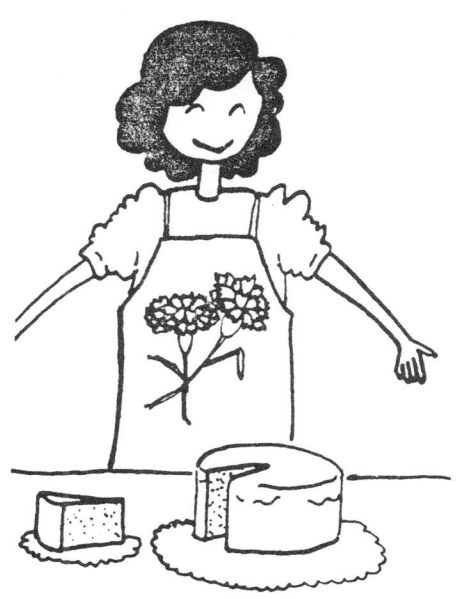

1600Kcal의 포인트

　15단위의 식사에 5단위를 더한 식단이 된다. 식사의 양으로 말하자면 다소 만족스럽고 간식으로 과자를 즐길 수가 있다.
　물론 이 경우에도 젤라틴과 과즙을 사용한 젤리나 한천, 계란 흰자를 사용한 간식, 칼로리가 낮은 1단위(80Kcal) 정도의 과자에 한한다. 그리고 밥이나 육류, 생선을 다소 적게 섭취하도록 하자.
　✻표1의 밥은 1회분이 공기 1개 분(160g)에 해당한다. 롤빵으로 바꾸고 싶을 때는 1회에 3개(90g)를 먹을 수 있다. 모두 1회분의 단위수는 3단위이다.
　✻표3의 식품도 5단위까지 섭취할 수 있다. 지방질이 적은 육류(닭고기 가슴살, 돼지고기 등심살)를 사용하거나 육류를 싫어하는 사람은 마찬가지로 지방질이 적은 생선, 계란, 콩 등을 선택하도록 하자. 또 굴이나 새우 등은 같은 1단위라도 비교적 양을 많이 사용할 수 있다.
　✻표5의 유지류는 1일 큰술 2개(20g) 정도 섭취할 수 있다. 지방질은 1g이 9Kcal나 되는 에너지를 내기 때문에 부주의하게 섭취하면 총 칼로리 양이 증가되어 버린다. 요리에는 가능한 식물성 기름을 사용하고

버터는 양식 요리 때 풍미를 내는 정도로만 사용하는 것이 좋을 것이다.

※식사를 준비할 때 계량기를 상비하자.

식품의 계량은 당뇨병 요양식에 있어서는 매우 중요하다. 식품 교환표에 따라 재료를 선택하고 모든 것을 정확하게 재어 1단위 분의 양을 정한다. 기준량에 익숙해 가면 거의 정확하게 계량할 수 있으나 우선은 계량기를 가까이 두고 사용하도록 하는 것이 좋을 것이다.

컵이나 스푼은 깎아서 잰다. 무리하게 수북히 떠 담아서는 안된다. 버터, 된장 등은 빈틈없이 담아 역시 깎아서 잰다.

1600KCal (20단위 식사)의 기준

교환표	단위	식품	분량	기준
표1	9	밥	495 g	공기 4개 반
표2	1	과일	150 g	사과 작은것 1, 중간것 2/3개
표3	5	생선 육류 계란 두부	80 g 120 g 50 g 100 g	생선 1토막 고기 얇게 썬 것 2장 계란 1개 두부 1/3모
표4	1.4	우유	200cc	

표5	2	유지	20 g		큰술 2개
표6	1	야채 해조 버섯	300 g 적당량		
부록	0.6	된장	12 g		작은술 2개
		설탕	6 g		작은술 2개
합계	20				

1600Kcal (1일 20단위)
봄의 1일 메뉴

아침
식빵 1개
(한 통을 6개로 자른 것 중 1개)

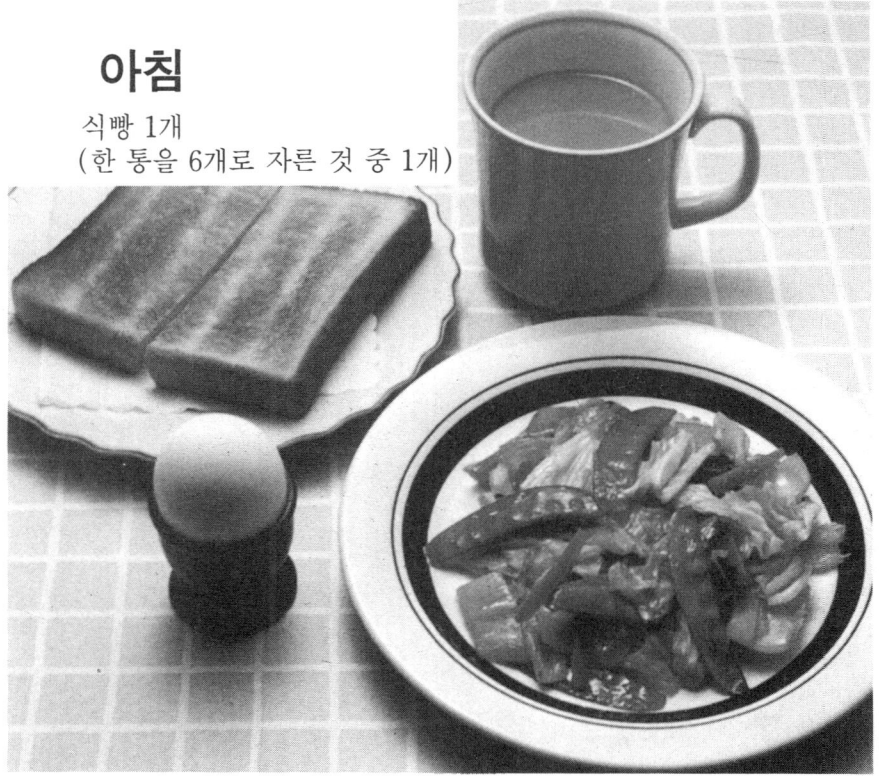

야채 소테

재료 양배추 50g, 당근 20g, 콩깍지 20g, 피망 30g, 기름 작은술 1, 소금, 후추 약간.

만드는 법
1 양배추와 피망은 먹기 좋은 크기로 썰고, 콩깍지는 심을 벗겨둔다. 당근은 1cm 길이로 썬다.
2 후라이팬에 기름을 둘러 달구어서 ①의 당근을 볶는다. 조금 부드러워지면 콩깍지나 양배추, 피망을 넣어 볶고 소금, 후추로 간을 한다.

포인트
야채를 볶을 때는 다소 강한 불로 볶는 편이 좋다.

보일드 에그

재료 계란 1개.

밀크 커피

재료 인스턴트 커피 작은술 1, 우유 200cc, 설탕 3g (작은술 1).

점심
밥 165g (공기 1개)

생선 무니에르

재료 메르루사 100g, 소금, 후추 약간, 밀가루 큰술 1/2, 양파 30g, 당근 10g, 버터 작은술 1(마아가린, 샐러드 기름이라도 좋다).

만드는 법
1 메르루사에 소금, 후추를 치고 밀가루를 입힌다.
2 양파는 얇게 썰고 당근은 4~5cm 길이로 채썬다.

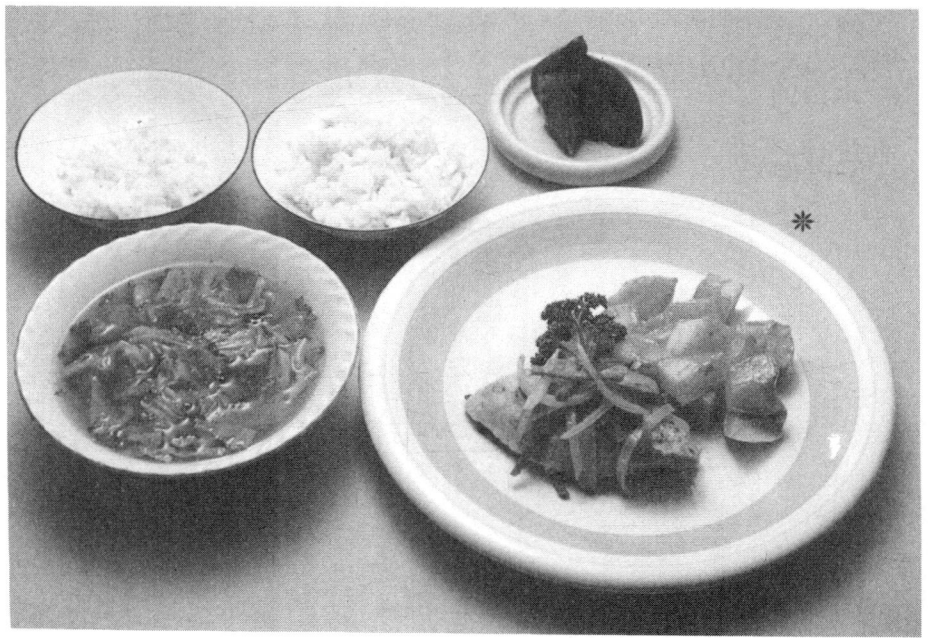

3 후라이팬에 버터를 덜어 달구어서 ②의 반을 깔듯이 넣는다. 그 위에 ①을 얹고 또 그 위에 ② 남은 것을 씌우듯 얹는다.
4 물 조금(큰술 1개 정도)을 넣어 뚜껑을 덮어 찜찌듯이 굽는다.

카레 포테이토를 곁들인다

재료 감자 80g, 카레 가루 작은술 1/3, 마요네즈 작은술 2, 소금 약간.

만드는 법
감자를 부드럽게 데쳐 한 입 크기로 썬다. 마요네즈에 카레 가루를 넣어 섞어 감자를 부친다.

곁들이 토마토

재료 토마토 70g

양배추 스프

재료 양배추 50g, 파세리 1꼭지, 물 150cc, 소금 작은술 1/3, 후추 약간.

만드는 법
1 양배추는 채썰고 파세리는 다져 놓는다.
2 작은 냄비에 물과 양배추를 넣어 끓여 소금, 후추로 맛을 낸다. 먹기 전에 파세리를 뿌린다.

저녁

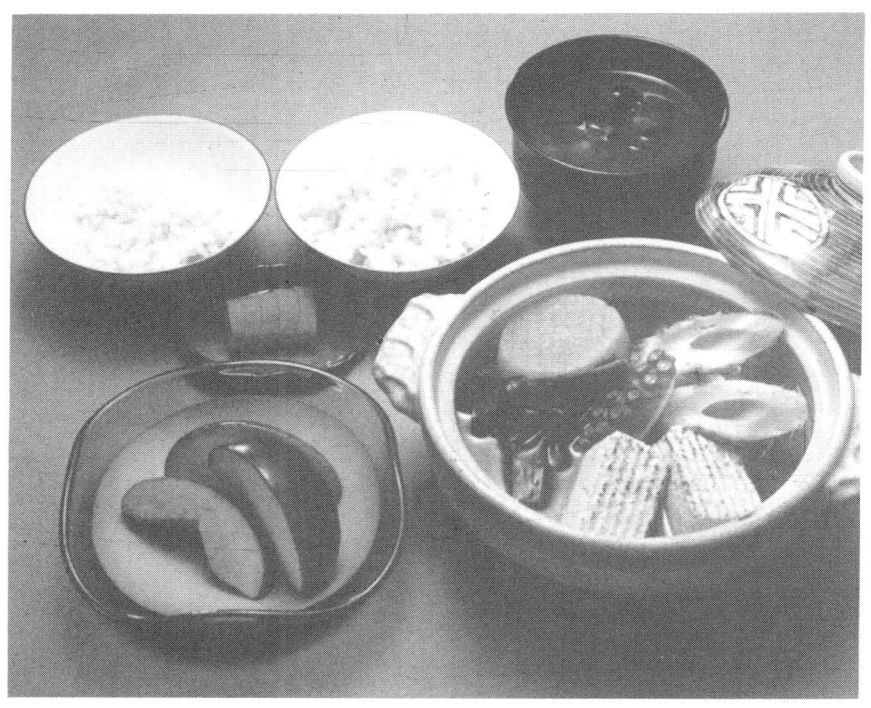

밥 165 g (공기 1개 반)

오뎅

재료 구운 오뎅 40 g, 데친 오징어 50 g, 구운 두부 100 g, 다시마 20 g, 무 50 g, 다시국물 150cc, 간장 작은술 2, 설탕 작은술 1, 다시국물 150cc

만드는 법

1 구운 오뎅을 반으로 썰고 데친 오징어는 한 입 크기로 썬다. 다시마

는 씻어서 세로로 썰어 둔다. 구운 두부는 반으로 썰고 무는 둥글게 썰고 그 표면에 5mm 정도로 칼집을 넣어 잠시 데쳐 부드럽게 만들어 준다.

2 냄비에 다시국물, 간장, 설탕을 넣고 ①의 재료를 넣어 은근하게 끓인다.

바지락 된장국

재료 바지락 30 g, 된장 12 g (작은술 2), 물 150cc, 노란 무 20 g, 사과 80 g (1/3개)

간식

딸기 요구르트

재료 딸기 120 g 무당 요구르트 140 g.

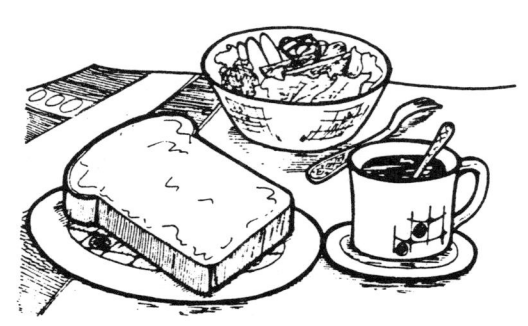

1600Kcal
봄의 점심, 저녁 대체 메뉴

포크와 야채의 프로세트

재료 돼지고기 등심살 60g, 밀가루 큰술 1/2, 양파 30g, 피망 50g, 소금·후추 약간, 겨자 작은 술 1/2, 마아가린 작은술 1, 금속 젓가락 2개.

만드는 법

1 돼지고기 등심살은 한 입 크기로 썰어 밀가루를 뿌린다. 야채도

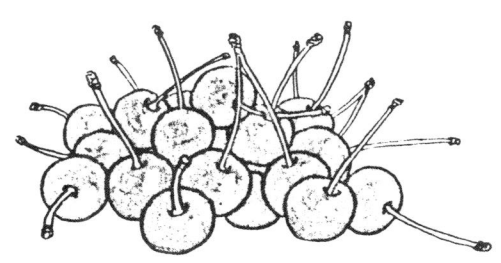

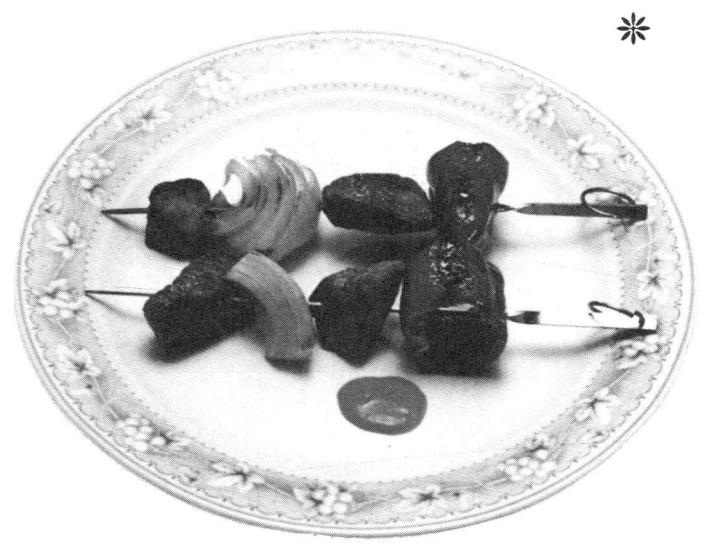

150kcal

한 입 크기로 썬다.

② 금속 젓가락에 돼지고기와 야채를 번갈아 꽂고 소금, 후추를 뿌린다. 마아가린을 녹인 후라이팬에 양면을 뒤집으면서 구워낸다.

② 생선 무니에드와 마찬가지로. 카레맛 포테이토를 곁들인다.

두부 껍질 말이

재료 두부 껍질 15g (건조시킨 것), 닭고기 간 것 20g, 어묵 40g, 생표고버섯 20g, 당근 20g, 세닢 4개, 소금 작은술 1/5, 다시국물 1

/3컵, 생강 작은술 1, 설탕 작은 술 1.

만드는 법

1 두부 껍질을 물에 담구어 부드럽게 불린다.

2 그릇에 잘게 썬 어묵, 닭고기를 넣어 잘 치댄다. 다진 표고버섯, 당근, 소금을 넣어 섞어 2등분한다.

3 물기를 제거한 두부 껍질을 펴고 ②를 얹고 데친 세잎으로 묶는다.

4 다시국물에 간장, 설탕을 넣고 끓여 ③을 넣어 더 끓인다.

155kcal ★

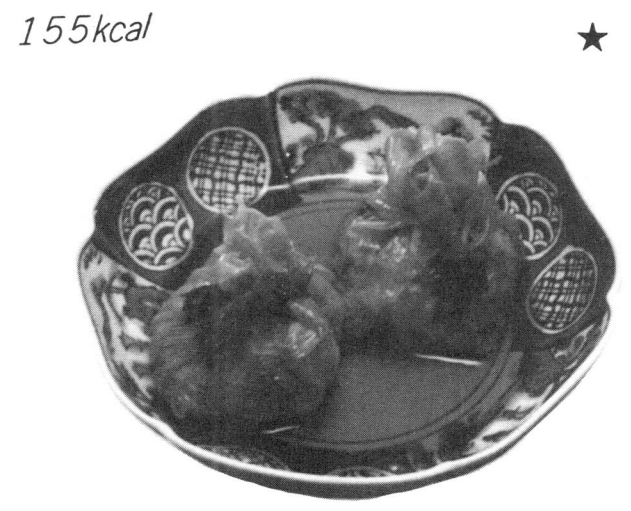

1600Kcal(1일 20단위)
여름의 1일 메뉴

아침
밥 110g (공기 1개)

미역 된장국

재료 말린 미역 2g, 다시국물 150cc, 된장 12g (작은술 2).

미나리 조림

재료 미나리 80g, 간장 작은술 1/2, 다시국물 2.

만드는 법
1. 미나리는 데쳐 5cm 길이로 썬다.
2. 냄비에 다시국물, 간장을 넣어 끓여 ①을 넣고 국물이 없어질 때까

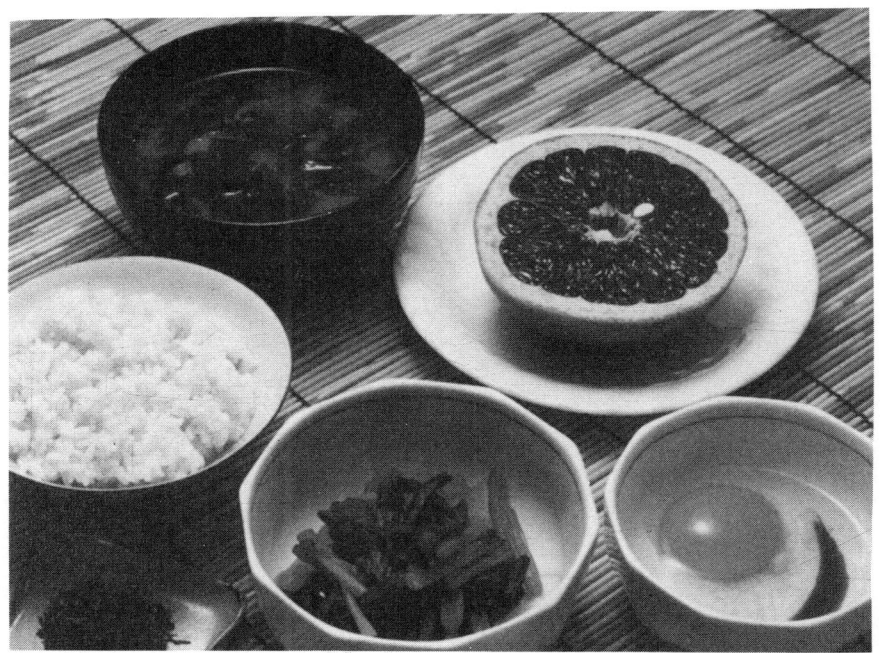

지 끓인다.

날계란

재료 계란 1개, 간장 작은술 1/3.

멸치조림

시판되는 멸치 조림을 10g 곁들인다.

과일

그레이프 후르츠 1/2개.

점심

연어와 미나리 섞은 밥

재료 밥 165g (공기 1개 반), 소금에 절인 연어 40g, 미나리 잎 3장, 볶은 참깨 작은술 1/3.

만드는 법
1. 연어는 구어 살을 떼어낸다. 미나리는 3mm 폭으로 썬다.
2. 지은 밥에 ①과 참깨를 넣어 섞는다.

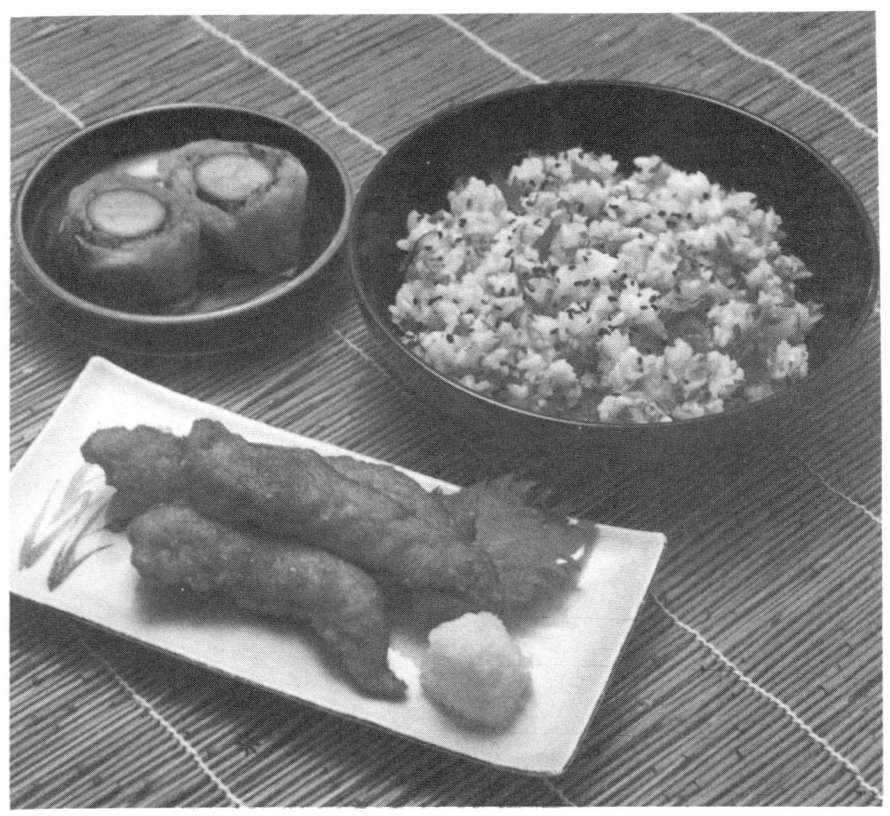

닭고기 가슴살 튀김

재료 닭고기 가슴살 60g, 녹말가루 큰술 1/2, 간장 작은술 1/2, 미림 작은술 1, 튀김 기름 7g(섭취량).

만드는 법
1 가슴살은 간장, 미림을 섞은 것에 20분 정도 담구어 둔다.
2 ①에 녹말가루를 묻혀 뜨거운 기름에서 튀긴다.

간 무와 푸른 야채 잎을 곁들인다

재료 무 30g, 푸른 잎 1장.

양배추와 오이 초절임

재료 양배추 60g, 오이 20g, 새우(말린 것) 20g, 식초 작은술 1, 간장 작은술 1/2, 인공감미료 적당량.

만드는 법
1 양배추는 데쳐낸다.
2 도마 위에 ①을 깔고 새우를 얹는다. 중앙에 오이를 통채로 놓고 말아 2~3cm 길이로 썬다.
3 식초, 간장, 인공감미료를 섞어 ② 위에 끼얹는다.

간식
씨 없는 포도 60g, 우유 1컵(200cc).

저녁
밥 220g (공기 살살 펴서 2개)

다시마국

재료 다시마 2g, 세닢 2개, 간장 작은술 1, 다시국물 150cc.

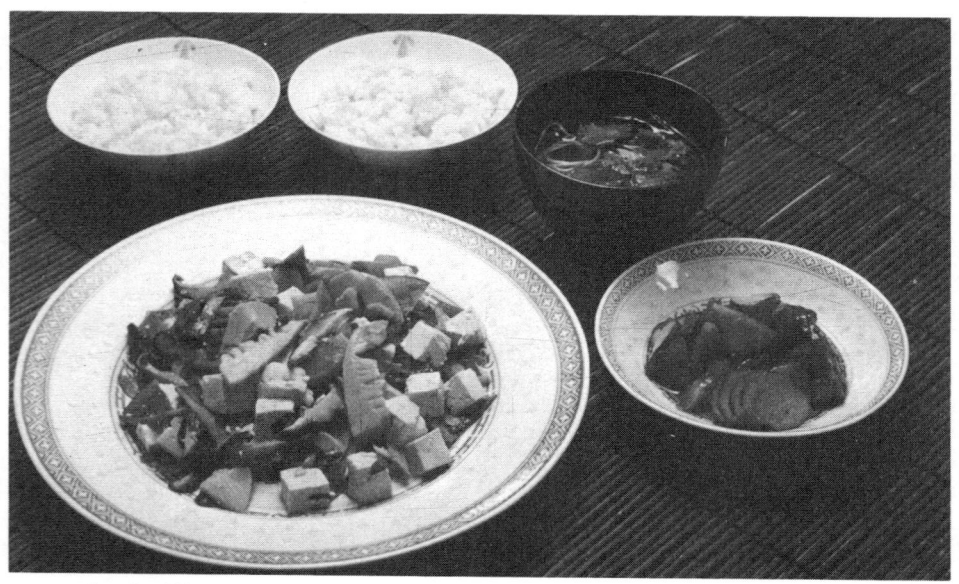

만드는 법
다시국물에 간장을 넣어 약한 불에서 끓여 세닢을 넣는다. 다시마도 넣는다.

사천 두부 볶음

재료 두부 100g, 죽순 20g, 표고버섯 1개, 당근 30g, 부추 30g, 햄 30g, 참기름 1/2, 물 1/4컵, 소금 작은술 1/3, 후추 조금, 생강즙 약간.

만드는 법
1 두부는 물을 충분히 빼 2cm로 사각썰기한다.
2 죽순은 먹기 좋은 크기로 얇게 썬다. 당근은 5mm 두께로 둥글게 썰고 표고버섯은 물에 불려 5~6mm 폭으로 썬다. 부추는 4cm 길이로 썰고 햄은 한 입 크기로 썬다.
3 후라이팬에 참기름을 달구어 ②를 볶는다. 물을 붓고 소금, 후추로 맛을 내 끓인다. 마지막에 ①을 넣고 두부가 깨지지 않도록 섞어 생강을 뿌린다.

중국 샐러드

재료 토마토 50g, 오이 30g, 간장 작은술 1/2, 식초 작은술 1, 참기름 작은술 1/2.

만드는 법
1 토마토, 오이를 먹기 좋은 크기로 썰어 담는다.
2 간장, 식초, 참기름을 섞어 ①에 뿌린다.

1600Kcal
여름의 점심, 저녁 대체 메뉴

가다랭이 튀겨 조림

재료 생가다랭이 60g, 녹말가루 1/2, 기름 큰술 2/3(튀긴 것에 함유되는 양), 간장 작은술 1,미림 작은술 1, 다시국물 1/4컵, 생강즙 약간, 장식용 나뭇잎.

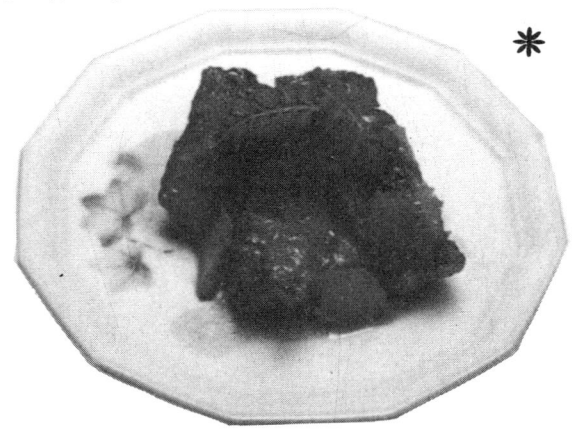

185kcal

만드는 법

1 가다랭이는 한 입 크기로 썰어 녹말가루를 입혀 튀겨낸다.

2 냄비에 간장, 미림, 다시국물을 담아 끓여 ①을 넣고 또 끓인다. 마지막에 생강을 넣는다.

포인트

녹말가루를 입혀 튀긴 것을 재빨리 조려낼 것.

쇠고기와 피망 볶음

재료 소고기 60 g, 피망 50 g, 말린 표고버섯 1장, 죽순 30 g, 생강 조

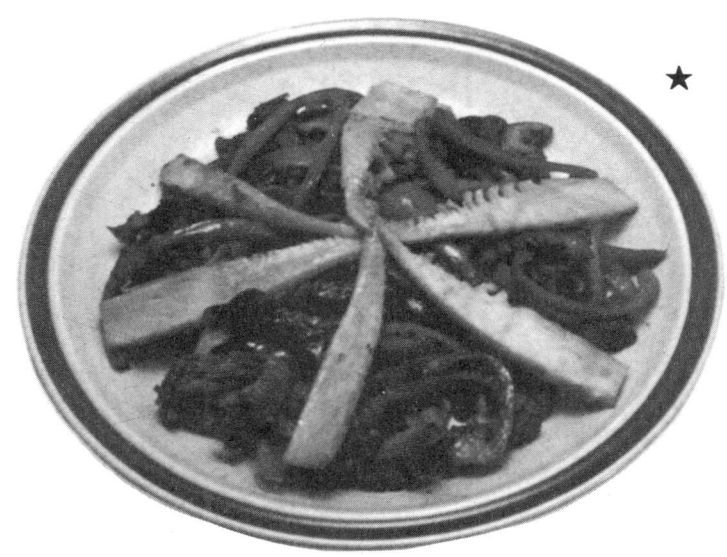

210kcal

금, 마늘 약간, 간장 작은술 1, 우스타소스 작은술 1/2, 참기름 큰술 1/2, 후추 약간.

만드는 법
1 소고기는 5cm 길이로 가늘게 썰어 데쳐낸다.
2 피망, 표고버섯(물에 불린 것), 죽순은 소고기 모양으로 썬다.
3 후라이팬에 참기름을 넣고 생강, 마늘 다진 것을 볶는다. 이어서 야채를 볶고 간장, 우스타소스로 맛을 내고 끝으로 소고기와 후추를 넣어 재빨리 볶아낸다.

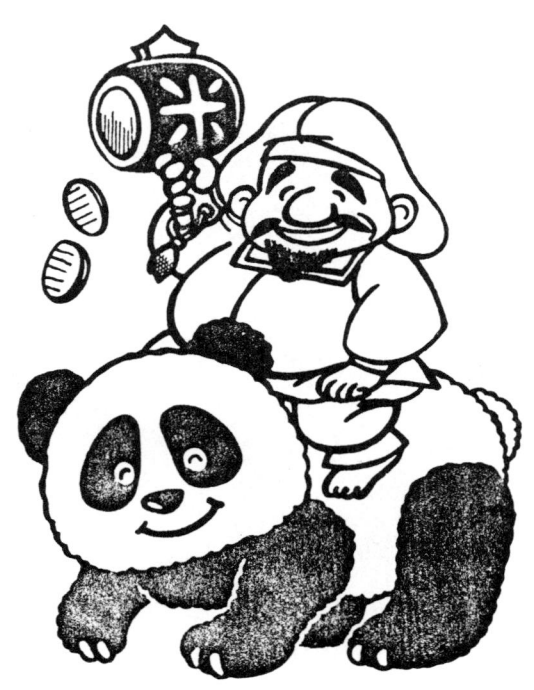

1600Kcal(1일 20단위)
가을의 1일 메뉴

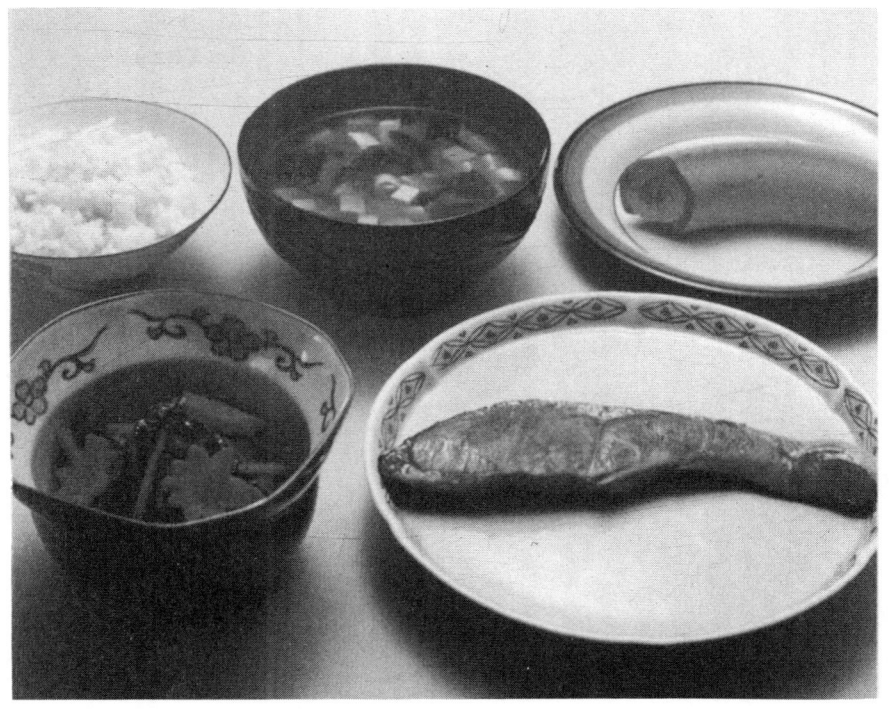

아침

밥 110 g (공기 1개)

두부와 미역 된장국

재료 두부 50g, 말린 미역 2g, 된장 12g(작은술 2) 다시국물 150cc

야채 볶음 조림

재료 시금치 70g, 당근 20g, 기름 작은술 1/2, 후추 작은술 1, 다시국물 큰술 2.

만드는 법

1. 시금치는 5~6cm 길이로 썰고 당근은 얇고 둥글게 썬다.
2. 작은 냄비에 기름을 넣고 당근, 시금치 순으로 볶고 간장, 다시국물을 넣어 조린다.

연어 구이

재료 소금에 절인 연어 1토막(40g).

과일 바나나 80g

점심

쇠고기 덮밥

재료 밥 165g (공기 1개), 소고기 얇게 썬 것 60g, 계란 1개, 양파 30g, 파 10g, 기름 작은술 1, 다시국물 1/4컵, 설탕 작은술 1/2, 간장 작은술 1.

만드는 법

1 작은 냄비에 기름을 넣고 달구어 소고기와 양파를 넣어 볶는다.

2 ①안에 다시국물, 설탕, 간장을 넣어 맛을 낸다. 다진 파를 뿌리고 풀어 놓은 계란을 위에서부터 뿌려 반숙 정도가 되면 불을 끈다.

3 그릇에 밥을 담고 위에 ②를 듬뿍 얹는다.

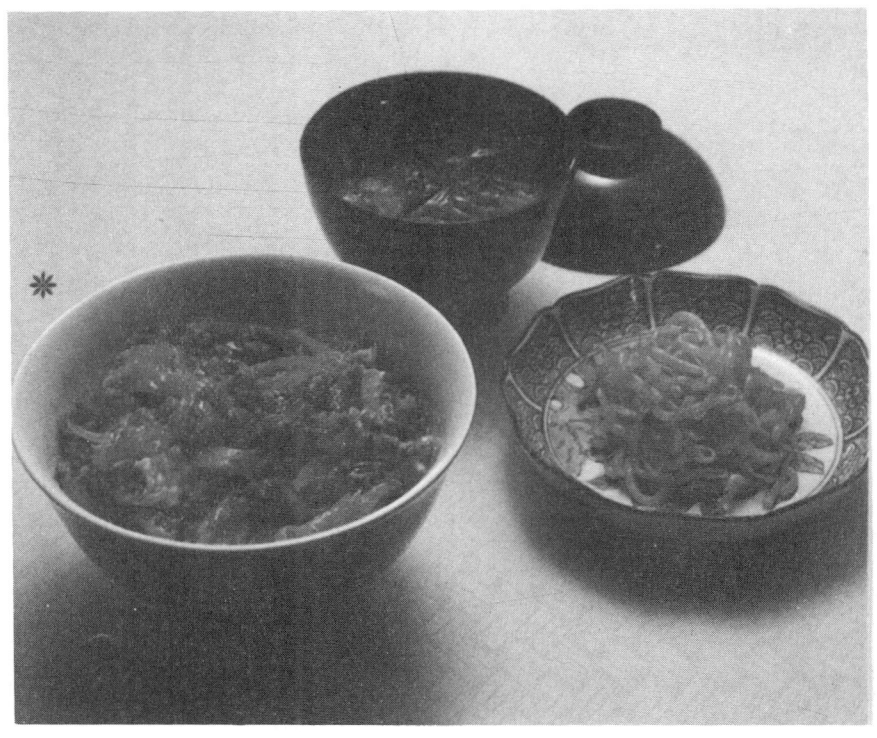

숙주 카레 조림

재료 숙주 80g, 후랜치드레싱 10cc(큰술 1), 카레 가루 작은술 1/4.

만드는 법
1 숙주는 재빨리 볶고 물기를 충분히 제거한다.
2 후랜치 드레싱에 카레 가루를 넣어 섞고 ①에 뿌려 2시간 정도 절인다.

다시마국

재료 다시마 2g, 다시국물 150cc, 간장 작은술 1/2.

만드는 법
다시국물 150cc를 끓여 간장을 넣어 국물을 만든다. 그릇에 다시마를 담고 국물을 붓는다.

간식
우유 1컵(200cc), 사과 90g(껍질채 1/3개).

저녁
밥 165g(공기 1개 반)

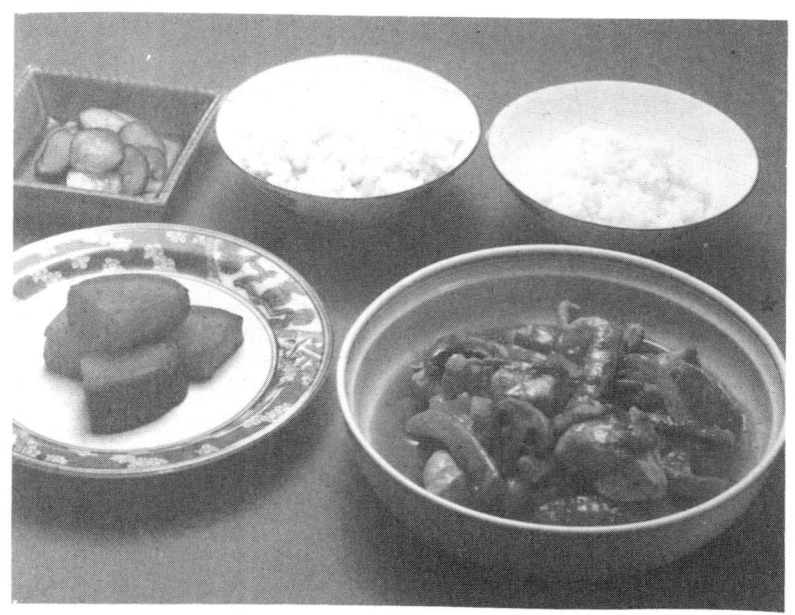

닭고기 토마토 조림

재료 닭고기 60g, 맛슈룸 20g, 콩깍지 30g, 양파 30g, 당근 20g, 토마토 50g, 버터 작은술 1, 토마토케찹 작은술 1, 물 1/4컵, 와인 큰술 2, 소금 작은술 1/2, 후추 조금, 로리에 1장.

만드는 법

1 닭고기는 한 입 크기로 썬다. 맛슈룸은 반으로 썰고 콩깍지는 심을 제거한다. 양파는 2cm 폭으로 썰고 당근은 5cm 길이로 잘라 모양을 내고 토마토는 다진다.

2 냄비에 버터를 녹여 ①을 가볍게 볶는다. 토마토케찹, 물, 와인, 소금, 후추, 로리에를 넣어 한동안 조린다.

감자 조림

재료 감자 70g, 물 1/4컵, 간장 작은술 1, 미림 작은술 1.

만드는 법
감자는 껍질이 있는 채 한 입 크기로 썬다. 물 1/4컵을 넣고 1분 정도 중불로 끓인다. 간장, 미림을 넣고 감자의 모양이 깨지지 않도록 하여 국물이 없어질 때까지 조린다.

오이 소금 절임

재료 오이 50g, 소금 약간.

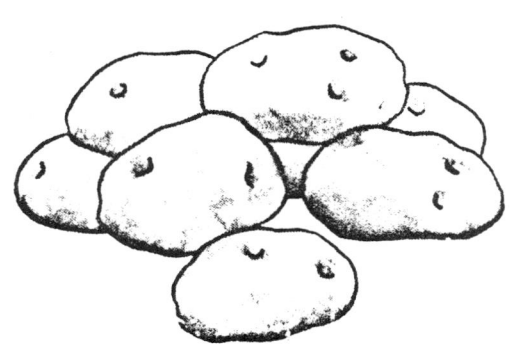

1600Kcal
가을의 점심, 저녁 대체 메뉴

460kcal

오무라이스

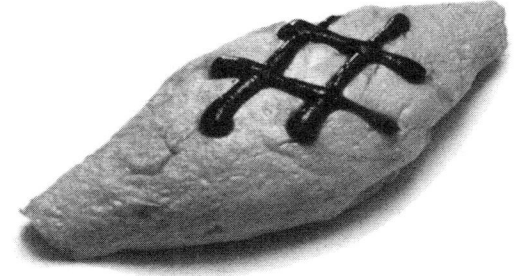

재료 밥 165 g (공기 1개 반), 계란 1개, 햄 40 g, 양파 30 g, 그린피스 10 g, 파세리 조금, 기름 작은술 1, 토마토케찹 작은술 1, 소금 작은술 1/3, 후추 조금, 기름 조금.

만드는 법

① 계란을 풀어 기름을 조금 넣은 후라이팬에 넣어 지진다.

② ①을 꺼낸 후라이팬에 기름을 달구어 다진 햄과 양파, 그린피스 가루, 파세리를 섞는다. 이어서 밥을 넣고 소금, 후추로 맛을 낸다.

③ ①로 오무렛형을 만들고 위에 토마토 케찹을 얹는다.

꽁치 케찹 마리네

재료 꽁치 60g(머리, 뼈, 내장을 제거한 것), 소금·후추 약간, 기름 큰술 1/2(튀긴 것에 함유되는 양), 양파 30g, 셀러리 30g, 당근 10g, 파세리 가루 작은술 1, 레몬즙 1/4개, 와인 큰술 2, 토마토 케찹 작은술 1, 소금 작은술 1/4.

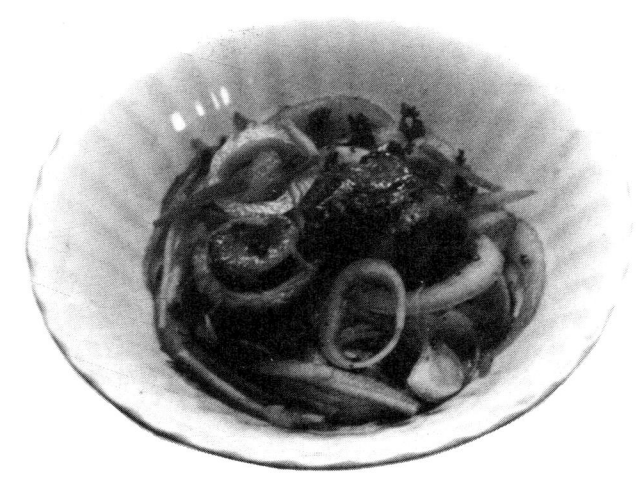

만드는 법

1 꽁치는 8~9cm 길이로 잘라 소금, 후추를 조금 뿌린다. 껍질을 밑으로 해서 말아 이쑤시개로 꽂아 기름에 튀겨낸다.

2 양파는 둥글게 썰고 당근과 샐러리는 채썬다. 파세리, 레몬즙, 와인, 토마토 케찹, 소금을 넣어 섞어서 ①에 얹는다.

1600Kcal(1일 20단위) 겨울의 1일 메뉴

아침

오픈 토스트

재료 식빵 60g, 카티지 치즈 40g, 마요네즈 작은술 1, 소금 조금, 후추 조금, 피클 30g.

만드는 법
1. 식빵은 토스트한다.
2. 카티지 치즈에 마요네즈, 소금, 후추를 넣어 섞는다.
3. ① 위에 ③의 페스트를 듬뿍 얹는다.

양배추와 햄 볶음

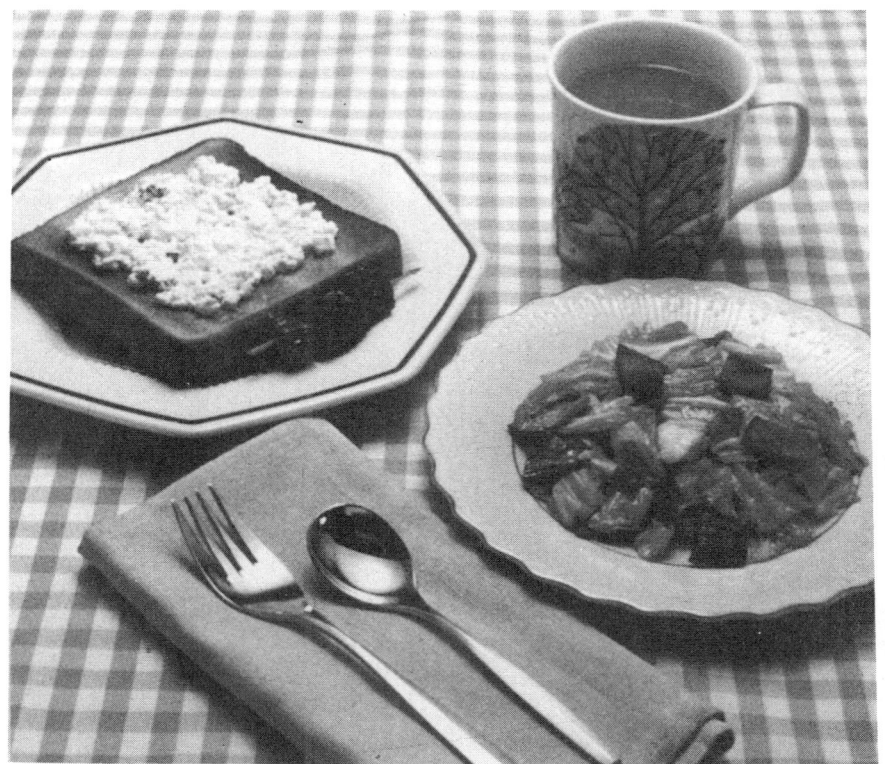

재료 양배추 80g, 햄 20g, 기름 작은술 1, 소금 작은술 1/4, 후추 조금.

만드는 법

1 양배추와 햄은 한 입 크기로 썬다.

2 후라이팬에 기름을 넣고 달구어 ①을 재빨리 볶아낸다. 소금, 후추로 맛을 낸다.

밀크 티

만드는 법

홍차 작은술 1개를 200cc의 뜨거운 물에 넣고 탈지분유 10g을 푼다.

점심

중국식 볶음밥

재료 밥 200g(공기로 2개), 돼지고기 로스 간 것 40g, 피망 40g, 파 30g, 생강, 마늘 조금, 소금 작은술 1/2, 후추 약간, 참기름 큰술 1/2

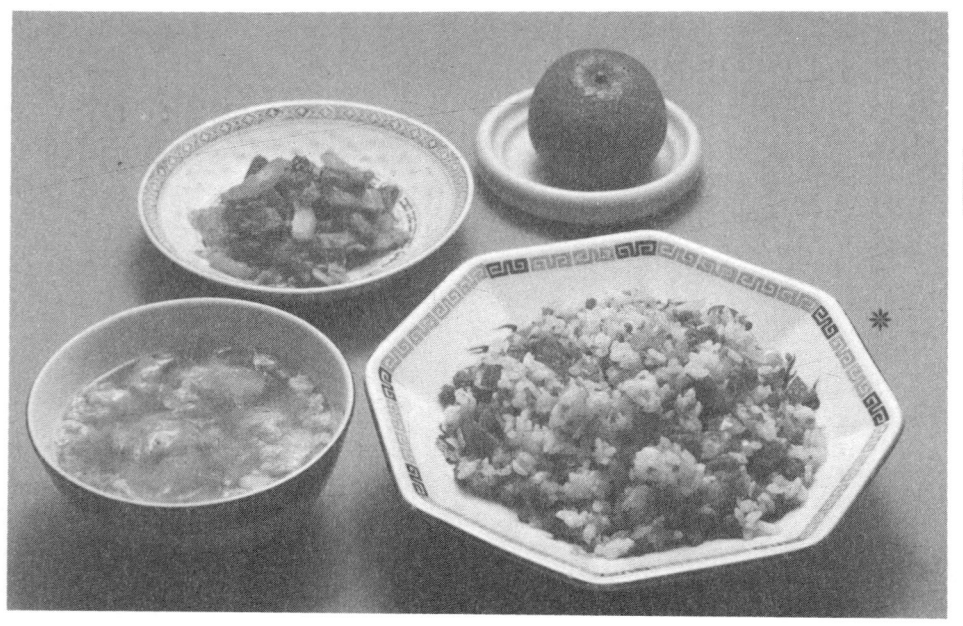

만드는 법

① 피망은 1cm 폭으로 썰고 파는 5mm로 썰고 생강, 마늘은 다진다.

② 후라이팬에 참기름을 넣고 달구어 생강, 마늘을 볶는다. 이어서 간 고기, 피망, 파를 넣어 볶는다. 마지막으로 밥을 넣어 재빨리 볶고 소금, 후추로 간을 한다.

계란 스프

재료 계란 1개, 당면 5g, 파세리 가루 조금, 닭고기 스프 또는 물 150cc, 브이용 1/2개

만드는 법

냄비에 물을 끓여 당면을 3cm 길이로 잘라 넣고 약한 불에서 부드러워질 때까지 삶는다. 브이용으로 맛을 내고 푼 계란을 넣어 반숙 상태가 되면 불을 끄고 파세리 가루를 뿌린다.

참깨 샐러드

재료 배추 50g, 당근 30g, 된장 작은술 1, 식초 작은술 1, 볶은 참깨 작은술 1, 설탕 작은술 1.

만드는 법

① 배추는 먹기 좋게 썰어 데쳐둔다.

② 볶은 깨를 빻아 된장, 식초, 설탕을 넣어 섞는다. 그 속에 ①을 넣어

가볍게 섞는다.

과일
귤 1개(큰 것)

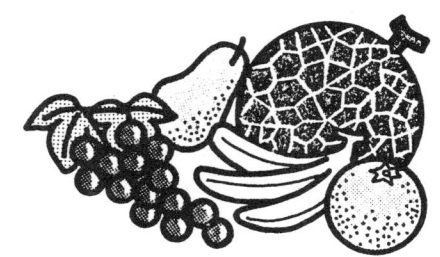

저녁
밥 165g(공기 1개 반)

미역과 꼬마 버섯국

재료 말린 미역 2g, 꼬마버섯 20g, 간장 작은술 1, 다시국물 150cc.

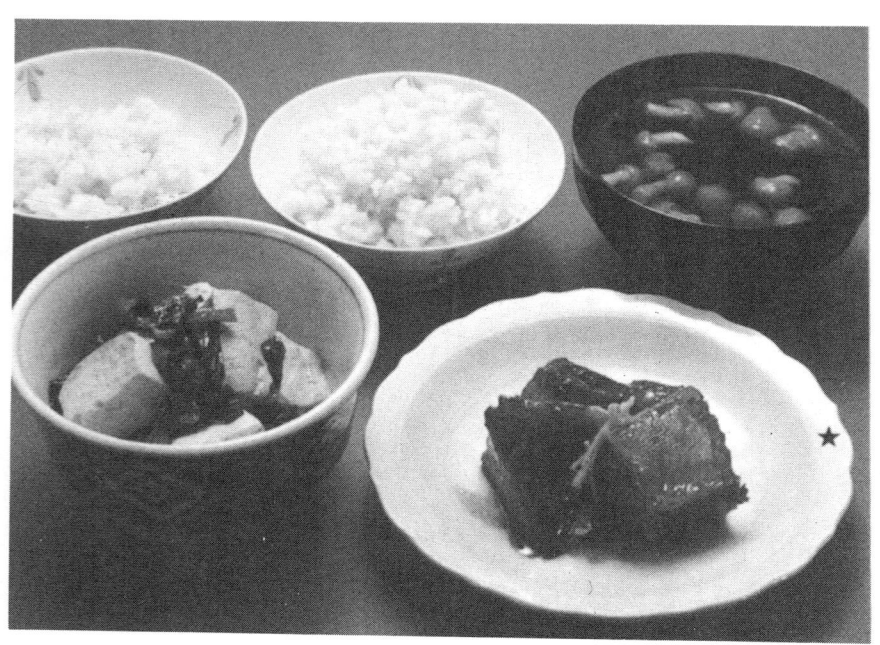

만드는 법

다시국물을 끓여 간장을 넣는다. 물에 불린 미역, 꼬마 버섯을 넣고 한소끔 더 끓여 불을 끈다.

방어 조림

재료 방어 70 g (뼈채), 생강 조금, 미림 작은술 2, 간장 작은술 2, 물 큰술 2.

만드는 법

① 방어는 뜨거운 물에 데친다.
② 냄비에 미림, 간장, 물을 넣고 끓여 ①과 생강 채 썬 것을 넣고 조린다.

두부와 시금치 볶아 조림

재료 두부 100 g, 시금치 80 g, 기름 작은술 1, 다시국물 1/4컵, 간장 큰술 1/2, 인공 감미료 적당량.

만드는 법

① 두부는 4cm로 썰고 시금치도 데쳐 4cm 길이로 썬다.
② 냄비에 기름을 넣어 달구어 ①의 시금치를 가볍게 볶고 다시국물을 넣어 조린다. 간장, 인공감미료로 맛을 낸 뒤 두부를 넣고 국물이 없어질 때까지 조린다.

간식

파인애플 70g, 우유 180cc.

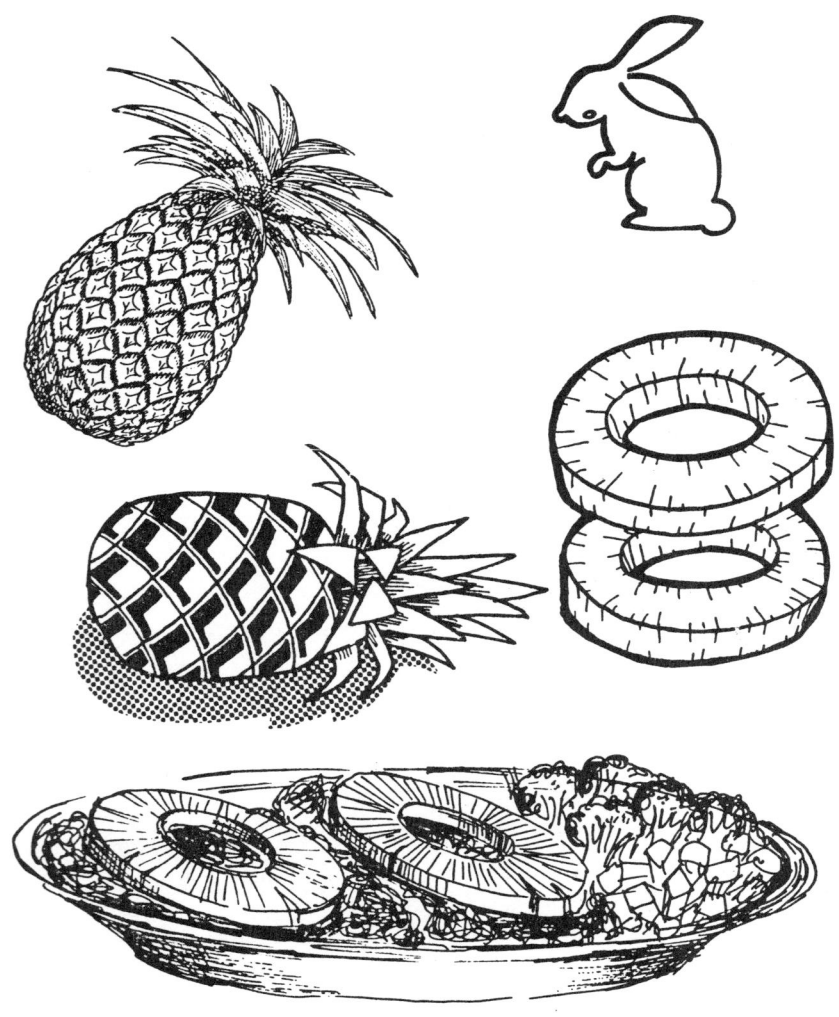

1600Kcal
겨울의 점심, 저녁 대체 메뉴

볶은 두부밥

재료 밥 165g(공기 1개 반), 두부 100g, 콩깍지 30g, 파 30g, 표고버섯 20g, 기름 큰술 1/2, 간장 작은술 1, 소금 작은술 1/5, 인공감미료 적당량.

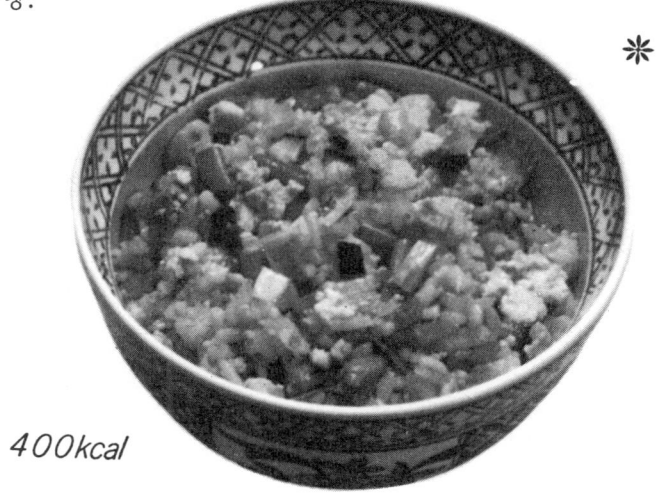

400kcal

만드는 법

1 뜨거운 물에 두부를 넣어 1분 정도 끓여 행주로 짜서 으깬다.

2 후라이팬에 기름을 넣어 달구어 잘게 썬 야채를 가볍게 볶고 그 안에 두부, 간장, 소금을 넣어 볶는다. 마지막으로 인공감미료 약간으로 간을 하고 밥을 넣고 섞는다.

돼지고기 된장에 절여 구이

재료 돼지고기 등심살 60g, 된장 작은술 1, 미림 작은술 1, 컬리플라워 4g, 식초 작은술 2, 소금 작은술 1/5, 인공 감미료 조금, 파세리 약간.

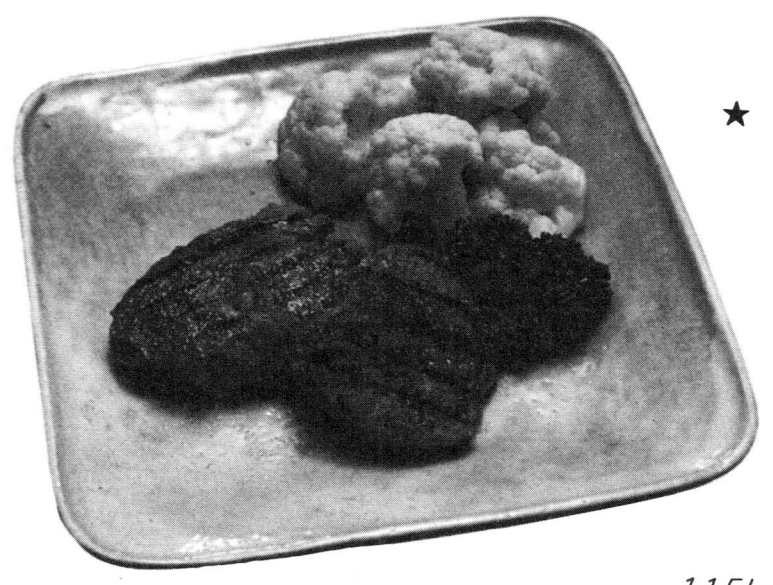

★

115kcal

만드는 법

1 돼지고기는 2cm 폭으로 썰어 빈병으로 두드린다.

2 된장에 미림을 섞어 ①양면에 발라 하룻밤 두었다가 다음날 석쇠에 구워낸다.

3 컬리플라워는 한 입 크기로 잘라 다소 단단하게 데쳐낸다. 식초, 소금, 인공 감미료를 넣고 1시간 정도 두어 맛을 배게 한다(하룻밤 밀봉 용기에 넣어 피클식으로 저려도 좋다).

4 돼지고기를 담고 컬리플라워를 곁들여 파세리로 장식한다.

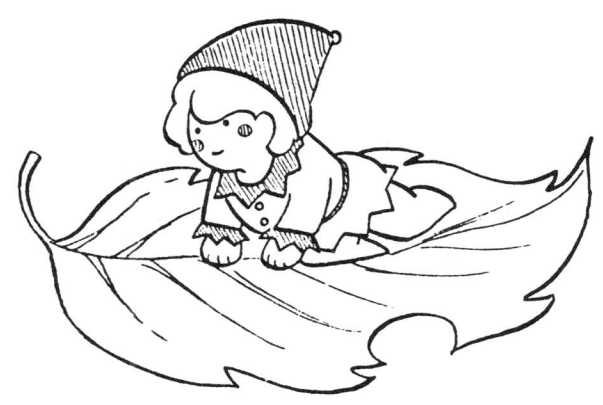

1800Kcal의 포인트

    1200K^{Cal}(15단위)의 표1(밥류)을 2배, 표3(고기, 생선, 계란, 두부), 표5(유지류)는 모두 1단위(80K^{Cal})씩 많이 섭취하여 1800K^{Cal}(23단위)가 되도록 한다.
    이와 같이 정해진 단위의 식사를 먹을 수 있으면 더할 나위 없는 일이지만 사실 식단을 만들어도 다소 단위가 달라지는 경우가 적지 않다. 그러나 1일 섭취량이 평균적으로 1800K^{Cal}가 되면 되는 것이다.
    ✻1회 식사당 밥은 공기에 살살 펴서 2공기(220g)까지, 식빵이라면 한통 6장 중 2장(120g), 롤빵은 4개까지로 4단위 섭취한다. 빵이나 밥만이 아니고 면류, 감자, 콩 등의 식품을 표1에 가해 변화 있는 식사 내용이 되도록 한다.
    ✻표1 이외 식품 섭취량은 1600K^{Cal} 단위와 거의 같다. 간식으로 과자를 섭취하고 싶을 경우에는 표1을 1단위 정도 줄이는 정도로 하고 그 대신 1단위 정도의 과자를 선택해서 먹도록 하는 것이다.

1800K^{Cal} (23단위 식사)의 기준

교환표	단위	식품	분량	기 준
표1	12	밥	660 g	공기에 살살 펴서 6공기
표2	1	과일	150 g	사과 작은 것 1개 또는 귤 3개
표3	5	생선 육류 계란 두부	80 g 120 g 50 g 100 g	생선 1토막 육류 고기 2장 계란 1개 두부 1/3모
표4	1.4	우유	200cc	
표5	2	유지	20 g	기름 큰술 2개
표6	1	야채 해조류 버섯	300 g 적당량	
부록	0.6	된장 설탕	12 g 6 g	작은술 2개 작은술 2개
합계	23			

외식 메뉴 단위와 총칼리(KCal 〈약〉)

외식 메뉴	단위	Kcal
메밀국수	3.6	288
냄비우동	4.9	392
메밀국수 장국	4.1	328
돈까스	5.4	432
주먹밥	5.1	408
철판구이	4.8	384
회 없은 주먹밥	7.7	616
스파게티, 이트소스	11.4	912
샌드위치	5.7	456
카레라이스	8.3	664
오무라이스	10.2	816
볶음밥	9.7	776
피라프	8.8	704
마카로니그라탕	9.6	768
라면	5.7	456
짜장면	7.9	632
햄버거	3.2	256
피자파이	8.6	688
불고기 정식	10.3	824
마파두부 정식	8.2	656
회정식	7.6	608
새우라이스 정식	7.8	624
오뎅 정식	11.4	912
매운탕	7.3	584
모닝 세트	4.6	368

1800Kcal(1일 23단위)
봄의 1일 메뉴

아침

버터롤 90g (3개)
마아가린 4g (작은술 1)
반숙 계란 (1개)

스프링 샐러드

재료 토마토 70g, 레터스 30g, 오이 30g, 파세리 약간, 드레싱 소스 15g (큰술1).

만드는 법

① 토마토는 먹기 좋게 썰고 오이는 3mm로 둥글게 썰고 파세리는 다진다. 레터스는 먹기 좋은 크기로 손으로 자른다.

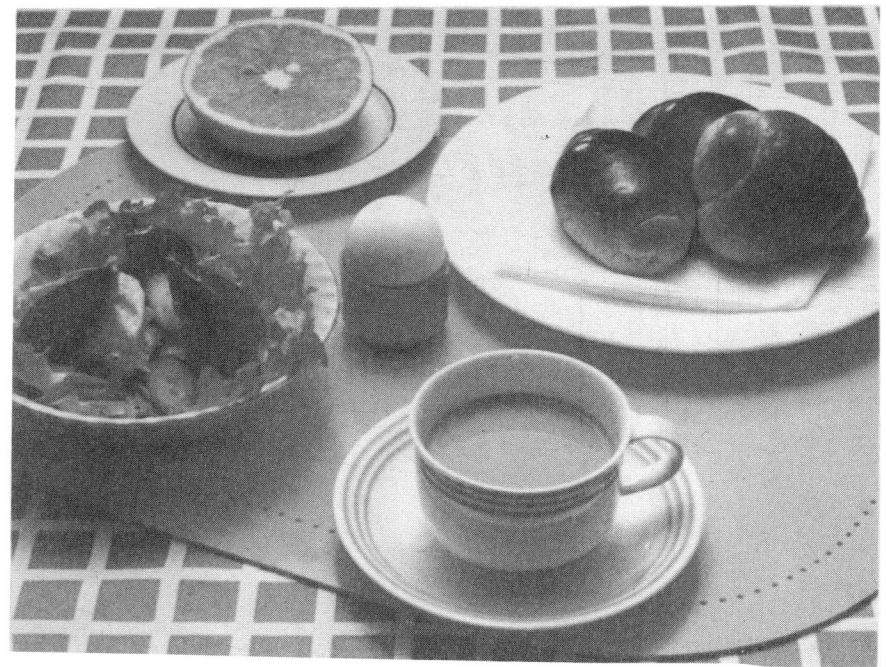

② 샐러드 접시에 ①을 담고 드레싱을 얹는다.

밀크티와 과일

재료 홍차 작은술 1, 우유 140cc, 그레이프 후르츠 160g (껍질 채 1/2개)

점심

주먹밥

재료 밥 220g(공기 2개), 구운 김 1/3장, 소금 약간.

미역 된장국

재료 말린 미역 2g, 다시국물 150cc, 된장 12g(작은술 2).

닭고기 완자 조림

재료 닭고기(가슴살) 간 것 90g, 양파 20g, 생강 조금, 빵가루 큰술 2, 간장 작은술 1, 미림 작은술 1/2, 기름 작은술 1.

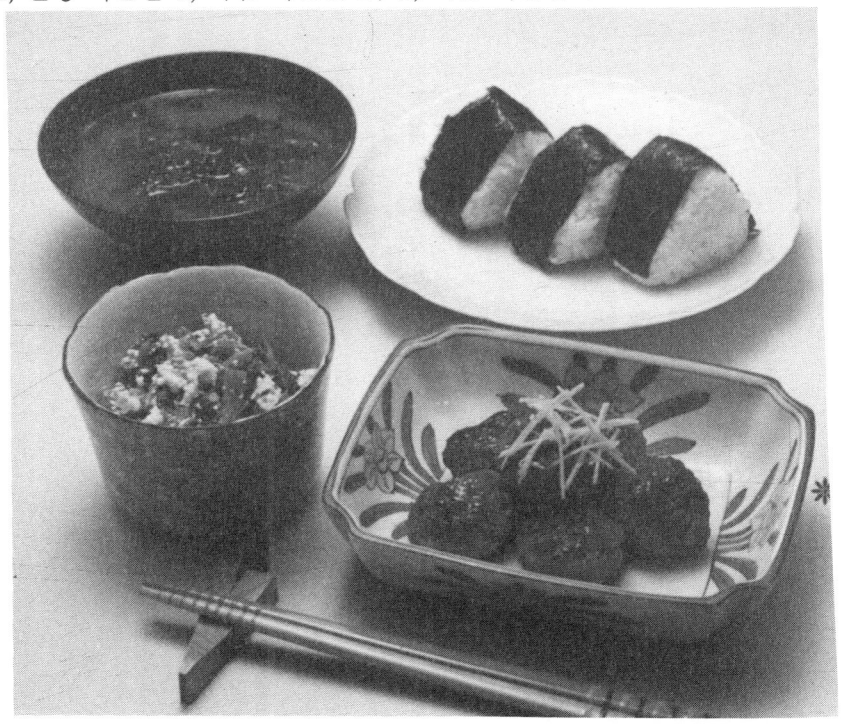

만드는 법

① 닭고기에 양파를 다져서 넣고 생강즙, 빵가루로 잘 빚는다.

② ①을 둥글에 빚어 기름을 달군 후라이팬에서 좀더 지져낸다. 마지막에 간장, 미림을 넣어 색깔 좋게 완성한다.

③ 그릇에 담고 생강 채썬 것을 위에 얹는다.

야채 무침

재료 시금치 70g, 당근 20g, 두부 50g, 소금 작은술 1/4, 인공 감미료 적당량.

만드는 법

① 시금치는 1분 정도 데쳐 내 4~5cm 길이로 썬다. 당근은 1cm 폭으로 잘라 데친다.

② 두부는 충분히 물기를 빼 그릇에 담아 으깬다. 소금, 인공감미료로 맛을 내고 그 속에 ①을 넣어 무친다.

간식

딸기 밀크

재료 딸기 100g, 밀크 30cc, 설탕 작은술 1.

저녁

밥 220g (공기로 2 공기)

맑은국

재료 어묵 15g, 세닢 3개, 간장 작은술 1/2, 소금 작은술 1/5, 다시 국물 150cc.

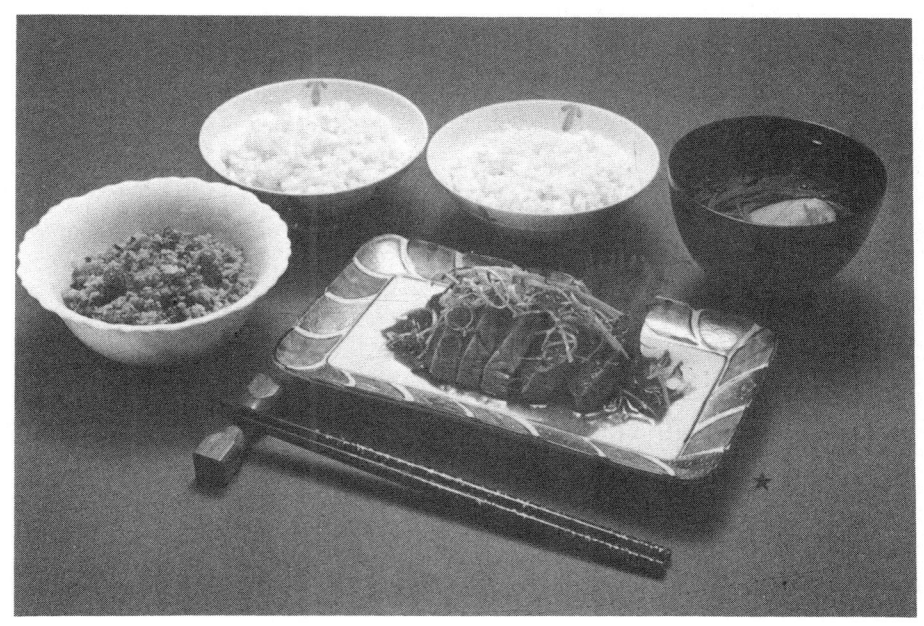

가다랭이 구이

재료 가다랭이 60g, 파 20g, 푸른 야채잎 2장, 생강 1쪽(5g), 식초 작은술 1, 간장 작은술 1

만드는 법

1. 가다랭이는 피를 뺀 것을 구한다. 금속 젓가락에 끼워 강한 불로 재빠르게 표면만 구워 얼음물에 담근다. 속이 날 것이 되도록 구울 것.
2. 파는 5mm 길이로 자르고 푸른잎, 생강은 채썬다.
3. 식초, 간장을 섞어 물에 2배가 되게 탄다.
4. ③을 1cm 두께로 자르고 전체에 칼집을 넣는다. 푸른잎, 생강을 위에 얹어 그릇에 담고 ③을 뿌린다.

오색 비지

재료 비지 30g, 닭고기 간 것 20g, 쑥갓 40g, 그린피스 10g, 당근 10g, 기름 작은술 1/5, 간장 큰술 1/2, 다시국물 1/4컵, 인공 감미료 적당량.

만드는 법

1. 쑥갓과 당근을 다진다.
2. 냄비에 기름을 넣고 달구어 닭고기 간 것을 볶는다. 이어서 ①과 그린피스를 볶고 비지를 넣어 섞는다. 물, 간장을 넣어 잠시 볶는다. 마지막으로 인공감미료를 넣어 맛을 정리한다.

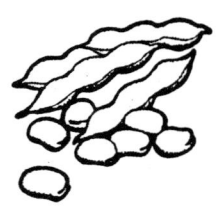

1800Kcal
봄의 점심, 저녁 대체 메뉴

아스파라가스 오믈렛

재료 계란 1개, 녹인 치즈 10g, 아스파라가스 40g, 소금 작은술 1/5, 후추 약간, 기름 작은술 1, 파세리 한 꼭지.

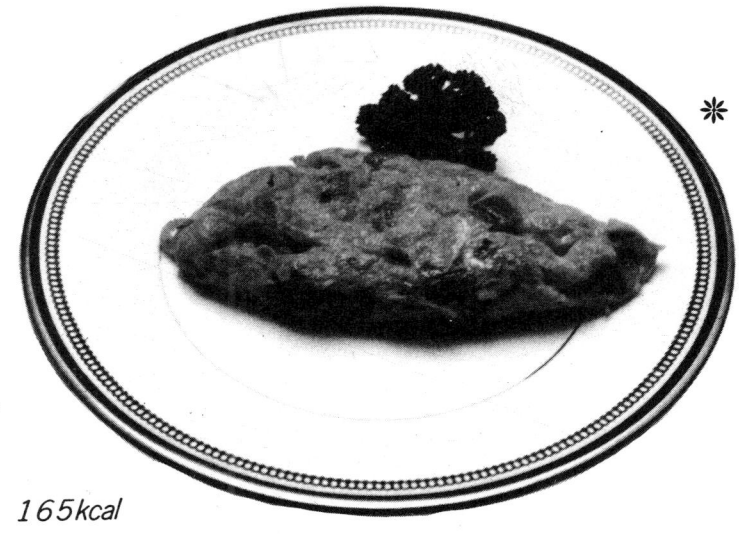

165kcal

만드는 법

① 아스파라가스는 2cm 길이로 썬다.

② 계란은 풀어서 소금, 후추로 맛을 낸다. 그 속에 녹인 치즈와 ①를 넣어 섞는다.

③ 후라이팬에 기름을 넣어 달구어 ②를 넣고 포크로 가볍게 섞으면서 반숙 정도의 오믈렛으로 굽는다.

돼지고기 생강 구이

재료 돼지고기 60g, 파 20g, 생강 1쪽, 양파 10g, 생강 작은술 1, 미림 작은술 1/2, 오크라 조금.

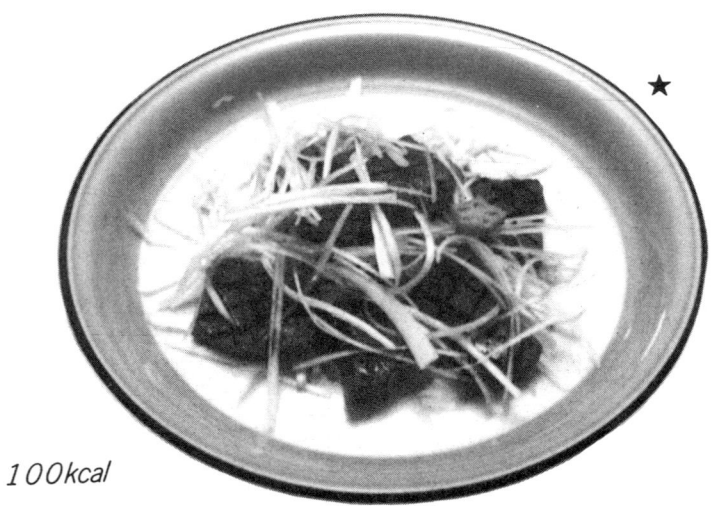

100kcal

만드는 법

① 돼지고기 등심살은 1cm 폭으로 썰고 생강과 양파는 갈고 간장,

미림에 담근다.

② ①을 석쇠에 구워 파를 길게 썬 것과 섞는다. 위에 오크라를 얇게 썰어 장식한다.

포인트

돼지고기 등심살 대신 소고기를 써도 좋고 닭고기의 경우는 가슴살을 사용하면 좋다.

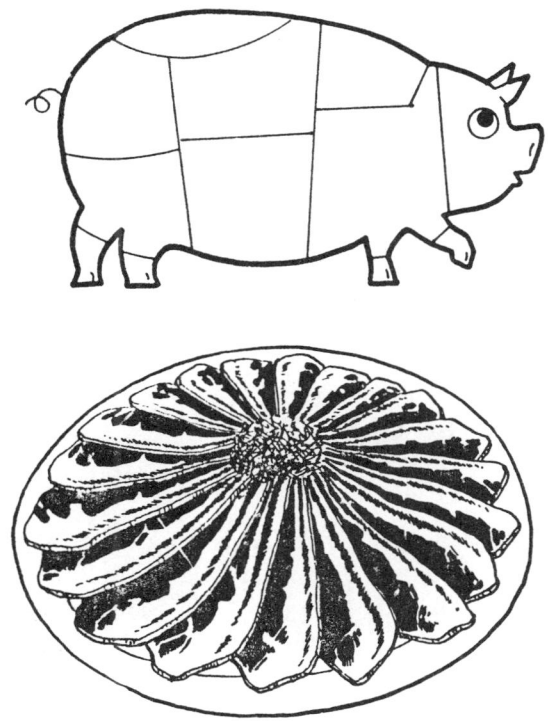

1800Kcal(1일 23단위) 여름의 1일 메뉴

아침

밥 220g (공기 살살 펴서 2개)

두부와 파 된장국

재료 두부 50g, 파 10g, 된장 12g (작은술 2), 다시국물 150cc.

간 무를 얹은 멸치 무침

재료 무 50g, 멸치 15g, 간장 작은술 1/2, 식초 작은술 1/2.

만드는 법
1 무는 간다.
2 간장과 식초를 섞어 물을 타 2배로 만든다.

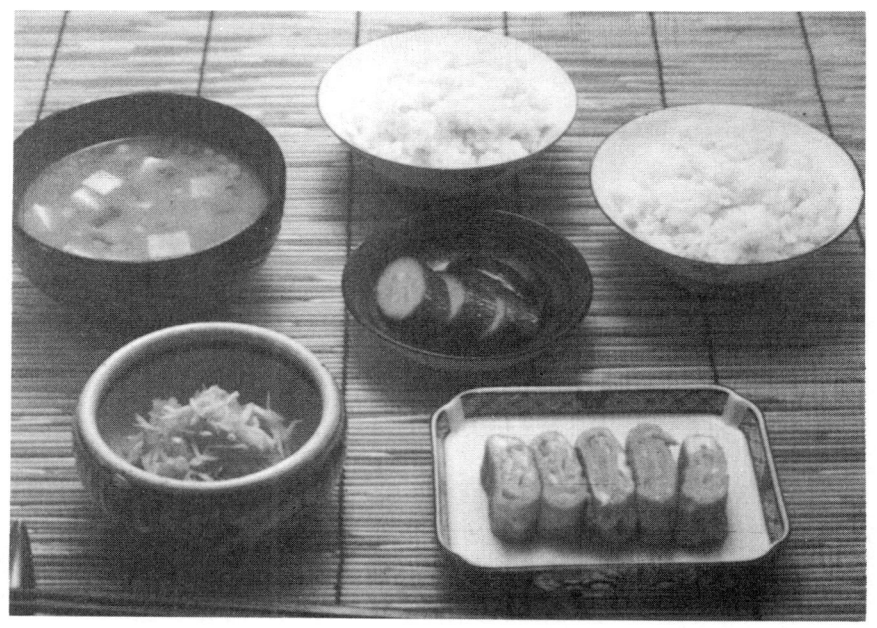

③ ①에 ②를 넣어 섞어 멸치를 무친다.

계란 구이

재료
계란 1개, 다시국물 큰술 1, 소금 작은술 1/5, 인공 감미료 적당량, 기름 작은술 1/2.

오이와 가지 조림

재료 오이 30g, 가지 20g.

점심

중국식 냉면

재료 중국면 (생것) 90g, 돼지고기 구운 것 40g, 계란 채 썬 것 25g, 숙주 40g, 오이 20g, 당근 30g, 닭고기 스프 1/4컵, 간장 작은술 2, 식초 작은술 1, 참기름 작은술 1/2.

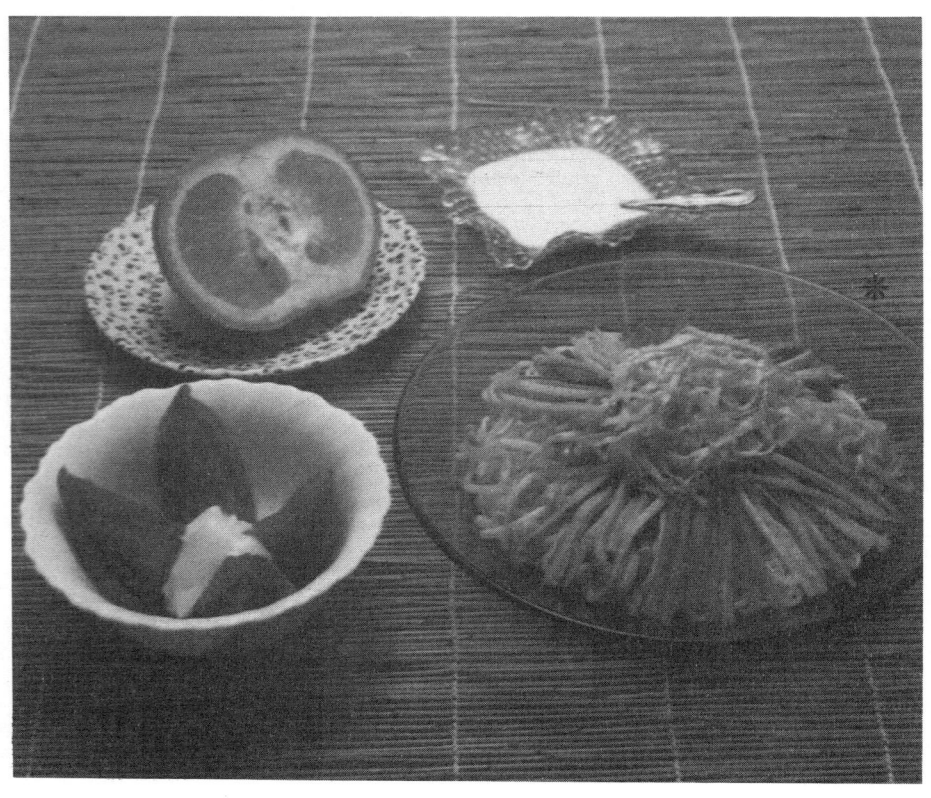

만드는 법

① 냄비에 물을 팔팔 끓여 중국면을 삶아 체에 받친다.

② 구운 돼지고기와 오이는 폭 5mm, 길이 7cm 정도로 썬다. 당근도 마찬가지로 썰어 부드럽게 데친다. 숙주는 뜨거운 물에 데쳐 물을 빼둔다.

③ 닭고기 스프에 간장, 식초, 참기름을 넣어 끓인다.

④ 접시에 ①을 담고 위에 ②를 각각 보기 좋게 담아 중앙엔 계란 채 썬 것을 담는다. ②을 충분히 식혀 위에서부터 구석구석 뿌린다.

마요네즈를 얹은 토마토

재료 토마토 100g, 마요네즈 큰술 1/2.

요구르트와 귤

재료 요구르트 140g, 귤 1/2개.

저녁

밥 220g (공기 2개)

보리멸 후라이

재료 보리멸 80g (뼈, 내장을 제거한 것), 밀가루 작은술 2, 빵가루 큰술 2, 계란 1/4개, 기름 10g (섭취량), 토마토케찹 큰술 1, 양배추

30g, 녹두싹 20g, 레몬 20g, 소금·후추 조금.

만드는 법

① 보리멸은 소금, 후추를 약간 뿌려 밀가루를 씌워 계란, 빵가루 순으로 옷을 입혀 뜨거운 기름에서 튀겨낸다.

② 양배추 채 썬 것, 녹두싹을 놓고 토마토 케찹과 레몬을 곁들인다.

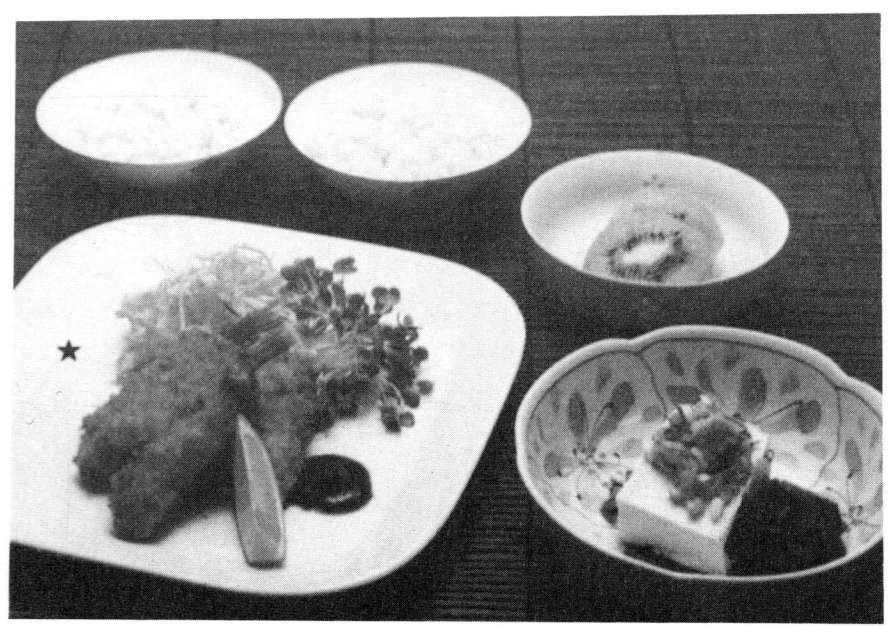

찬두부와 미역

재료 두부 60g, 미역 5g(말린 것), 파 10g, 생강 1쪽, 간장 작은술 1/2.

만드는 법

미역은 물에 불린 뒤 물기를 빼고 두부와 함께 담는다. 잘게 썬 파와 생강 간 것을 얹고 간장을 친다.

과일

키위 75 g (큰것 1/2개)

간식

아이스밀크 티

만드는 법

홍차 작은술 1개를 뜨거운 물에 넣고 얼음과 우유 100cc를 섞는다. 기호에 따라 인공 감미료를 사용해도 좋다.

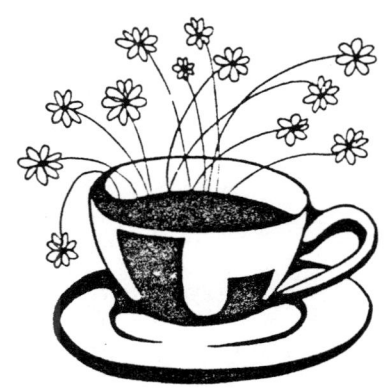

1800Kcal
여름의 점심, 저녁 대체 메뉴

미트 스파게티

재료 스파게티 60g, 소고기 간 것 60g, 양파 40g, 맛슈룸 10g, 피망 30g, 토마토 50g, 기름 작은술 1, 밀가루 작은술 1, 닭고기 스프 또는 물 1/4컵, 소금 작은술 1/4, 후추 약간, 파세리 가루 조금.

만드는 법
1 스파게티를 삶는다.
2 기름을 달구어 피망, 다진 양파, 피망, 토마토, 얇게 썬 맛슈룸을

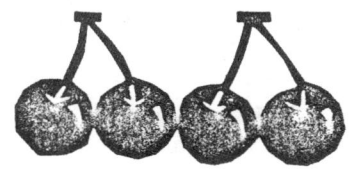

제1부-당뇨병 예방과 치료를 위한 단위별 식단 109

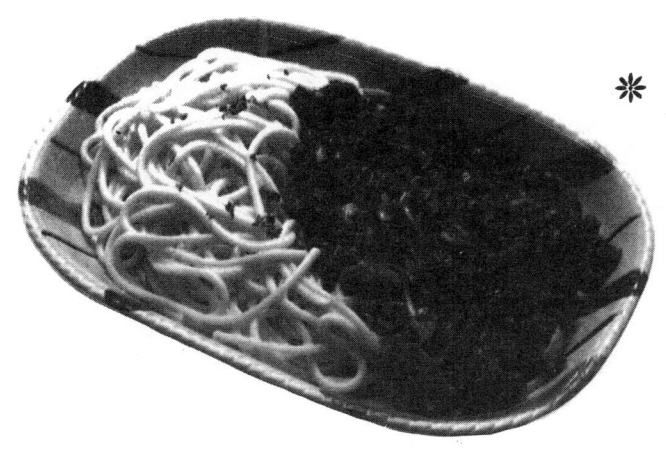

370kcal

볶는다.

③ ② 속에 밀가루를 넣어 섞고 닭고기 스프, 소금, 후추를 넣어 한동안 끓인다.

④ 스파게티를 뜨거운 물로 따뜻하게 덥혀 ③의 소스를 얹고 파세리 가루를 뿌린다.

튀김

재료 새우 80g(중간 것 2마리), 피망 30g, 당근 20g, 우엉 20g, 밀가루 큰술 2, 계란 1/4개, 물 25cc, 튀김 기름 10g(섭취량), 푸른 차조기 적당량, 무즙 40g.

만드는 법

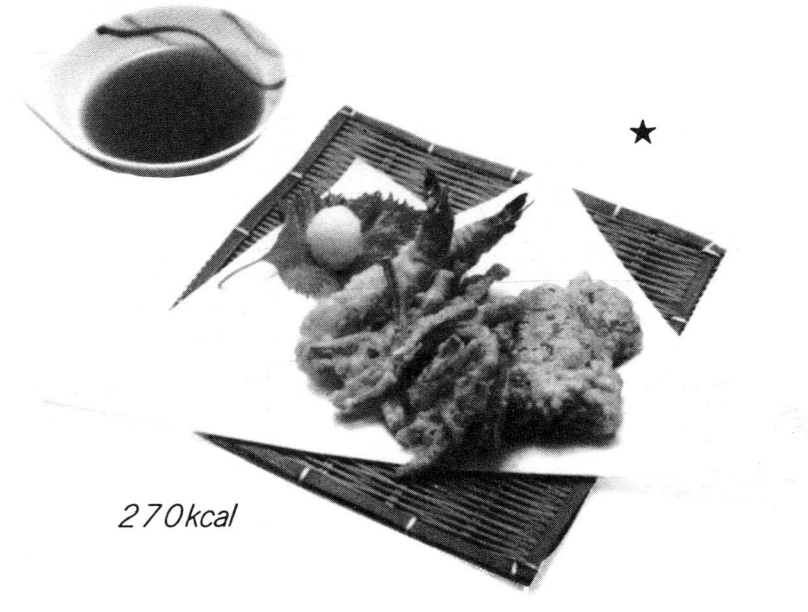

270kcal

① 새우는 꼬리를 남기고 껍질을 벗긴다. 야채는 각각 먹기 좋게 썬다.

② 물에 계란과 밀가루를 섞어 옷을 만들고 ①의 재료를 각각 튀긴다

③ 푸른 차조기 잎, 무 간 것을 곁들인다.

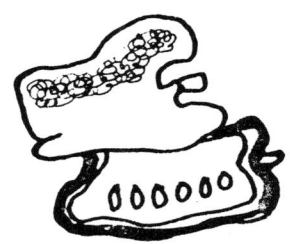

1800Kcal(1일 23단위)
가을의 1일 메뉴

아침

식빵 120g (한통 6조각으로 자른 것 중 2장), 버터 5g.

밀크 커피

재료 인스턴트 커피 작은술 1, 탈지분유 작은술 2, 뜨거운 물 180cc.

참치 샐러드

재료 참치 통조림 30g, 레터스 30g, 토마토 50g, 녹두싹 20g, 마요네즈 7g (큰술 1/2).

만드는 법

먹기 좋은 크기로 자른 야채와 참치 통조림을 샐러드볼에 넣고 가볍게 섞는다. 그 위에 마요네즈를 얹는다.

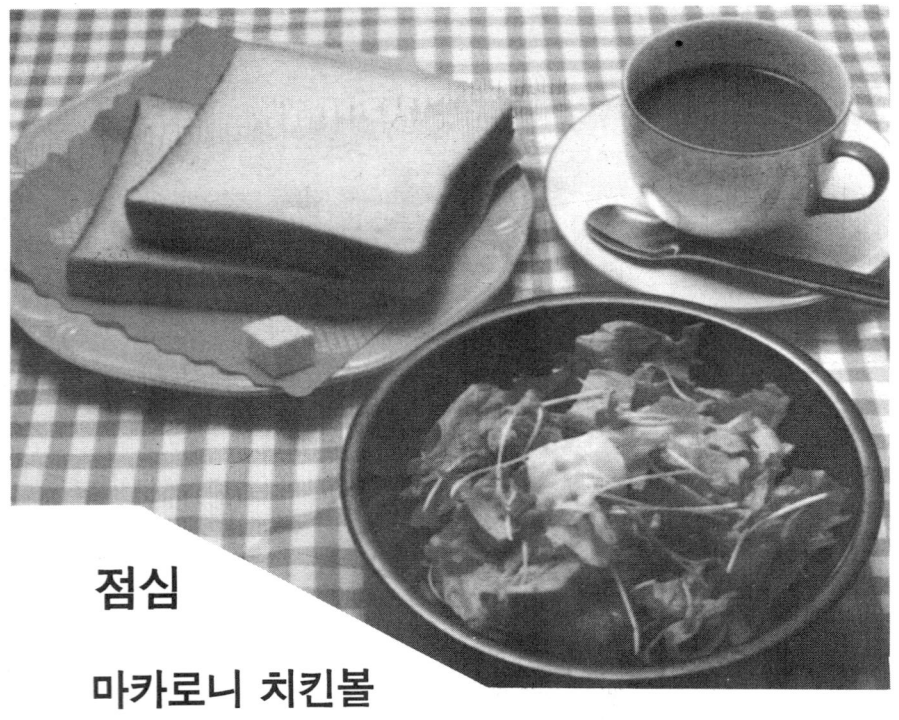

점심

마카로니 치킨볼

재료 마카로니 80g, 닭고기 간 것 60g, 양파 30g, 당근 10g, 토마토 퓨레 큰술 1, 소금 작은술 1/2, 기름 큰술 1/2, 파세리 다진 것, 후추 약간.

만드는 법

1 마카로니는 듬뿍 물을 잡아 데쳐 체에 바친다.
2 닭고기에 양파 다진 것, 당근 간 것, 후추를 넣어 잘 섞는다.

③ ②를 둥글게 빚어 후라이팬을 달구어 기름을 넣어 굴리며 볶아 속까지 익게 한다. 토마토 퓨레, 소금, 후추로 맛을 낸다.

④ 마카로니는 뜨거운 물로 데워 물기를 빼 남은 소금을 쳐 섞는다. 접시에 담고 ③을 얹어 파세리를 뿌린다.

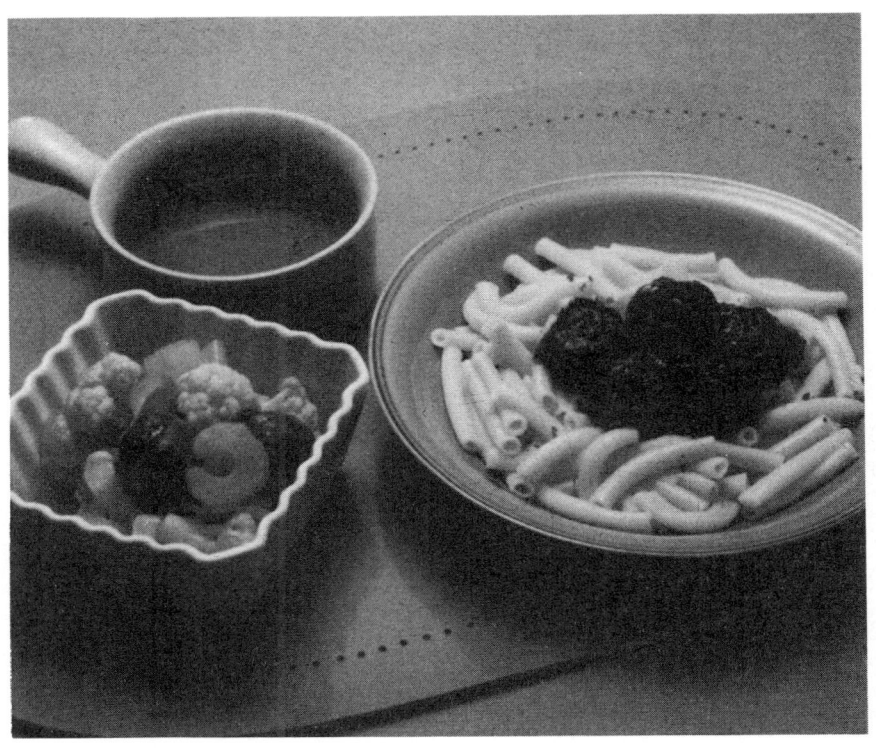

핫야채 레몬 조림

재료 양배추 30g, 컬리플라워 50g, 샐러리 30g, 레몬 30g (1/3개), 기름 작은술 1, 소금 작은술 1/4, 후추 조금.

만드는 법

① 양배추, 컬리플라워, 샐러리는 뜨거운 물에 소금을 넣어 데쳐 낸다. 레몬은 5mm 두께로 둥글게 썬다.

② 샐러드 볼에 기름, 소금, 후추를 넣고 섞는다. 그 속에 ①을 넣고 가볍게 섞어 10분 정도 두었다가 그릇에 담는다.

콩소메 스프

재료 물 180cc, 브이용 1/2개, 파세리 약간.

저녁

밥 220g(공기 2개)

두부와 미역 된장국

재료 말린 미역 2g, 두부 50g, 다시국물 150cc, 된장 12g(작은술 2).

구운 전갱이와 무 간 것

재료 전갱이 90g(머리,뼈 있는 것으로 중간 것 1마리),무간 것 30g, 간장 작은술 1/3.

포인트

제1부—당뇨병 예방과 치료를 위한 단위별 식단 115

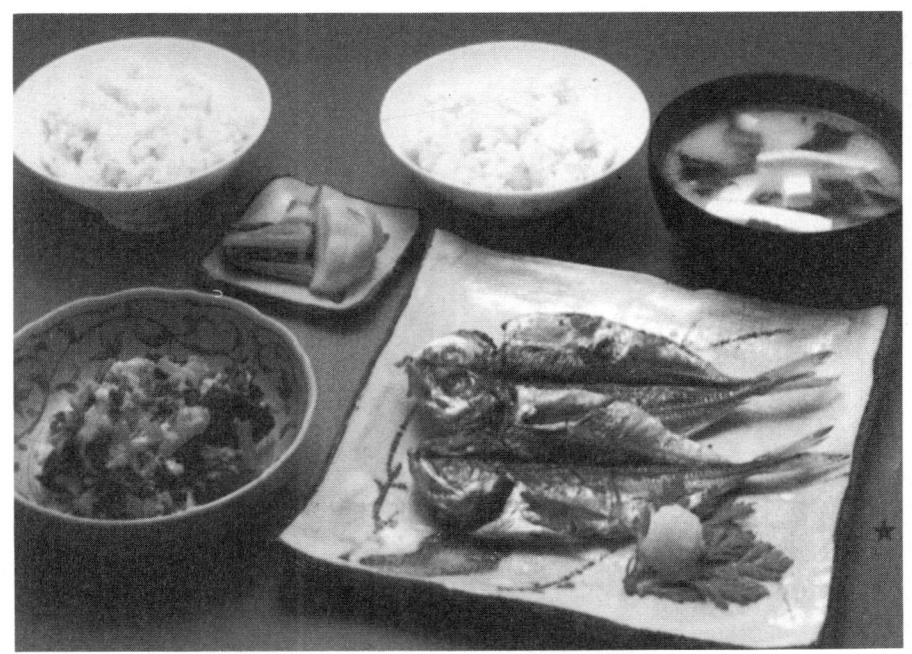

생선은 간이 되어 있는 것을 사서 구울 때에 약한 불에서 너무 타지 않도록 구울 것.

시금치 계란 조림

재료 시금치 70g, 계란 1개, 간장 작은술 1, 다시국물 1/4컵.

만드는 법
1 시금치는 데쳐 5cm 길이로 썬다.
2 작은 냄비에 다시국물을 끓여 시금치를 넣는다. 간장으로 맛을 내고 끓었을 때 계란을 넣고 불을 끈다.

무청 조림

만드는 법

무청은 얇게 썰고 잎사귀 부분도 함께 소금물에 하루밤 재운다. 그것을 40g.

간식

구운 사과 작은 것 1개, 요구르트 140g, 설탕 작은술 1/2.

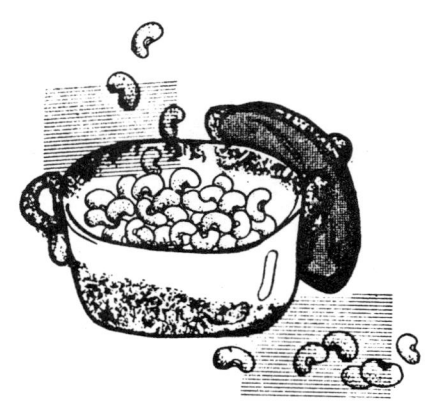

1800Kcal
가을의 점심, 저녁 대체 메뉴

새우가 든 카레

재료 밥 165g (공기 1개 반), 새우 100g, 양파 50g, 당근 20g, 감자 50g, 그린피스 10g, 밀가루 큰술 1, 카레가루 작은술 1.5, 기름 큰술 1/2, 스프 1컵(물이라도 좋다), 소금 작은술 1/3, 파세리 다진 것 조금.

415kcal

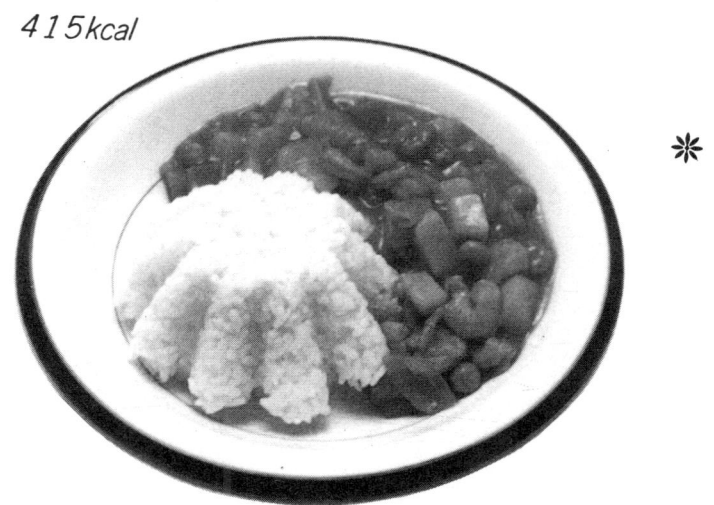

만드는 법

1. 야채는 1.5cm로 깍뚝썬다.
2. 냄비에 1과 새우를 넣고 물을 부어 끓인다.
3. 다른 냄비에 기름을 넣어 달구어 밀가루와 카레 가루를 넣어 중불에서 1분 정도 볶는다(약간 눌려 색을 낸다). 약한 불로 줄인 뒤 2의 국물을 3회에 나누어 붓는다.
4. 3에 충분히 걸죽한 기가 생겼을 때 2의 야채와 새우를 넣고 소금으로 간을 한다.

삶은 돼지고기회

★

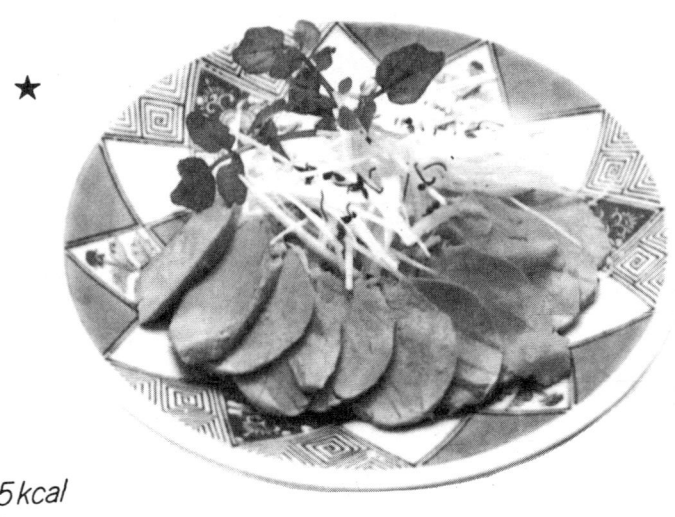

105kcal

재료 돼지고기 등심살 60g, 파 조금, 마늘 조금, 술 작은술 1, 파 20g, 샐러리 20g, 간장·생강 조금, 장식용 푸른잎 1개

만드는 법

1 돼지고기 등심살에 술을 붓고 마늘, 파 조금 다진 것을 얹어 15분 정도 삶는다. 2 파(20g)와 샐러리는 채 썬다.

3 접시에 1을 담고 삶은 돼지고기를 얇게 썰어 얹는다. 생강, 간장을 곁들인다.

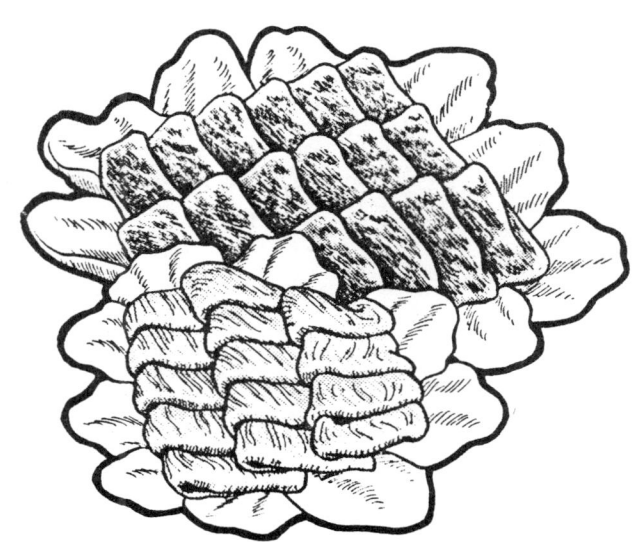

1800Kcal(1일 23단위)
겨울의 1일 메뉴

아침

밥 165g (공기 1개 반)

양파와 유부 된장국

재료 양파 50g, 유부 20g, 다시국물 150cc, 된장 12g (작은술 2).

계란 온탕

재료 계란 1개, 식초 큰술 1, 간장 작은술 1.

만드는 법

작은 냄비에 듬뿍 물을 끓여 식초를 넣는다. 약한 불로 줄인 뒤 그릇에 계란을 살며시 넣고 표면이 희게 되었을 때 반숙 정도로 해서 먹는다.

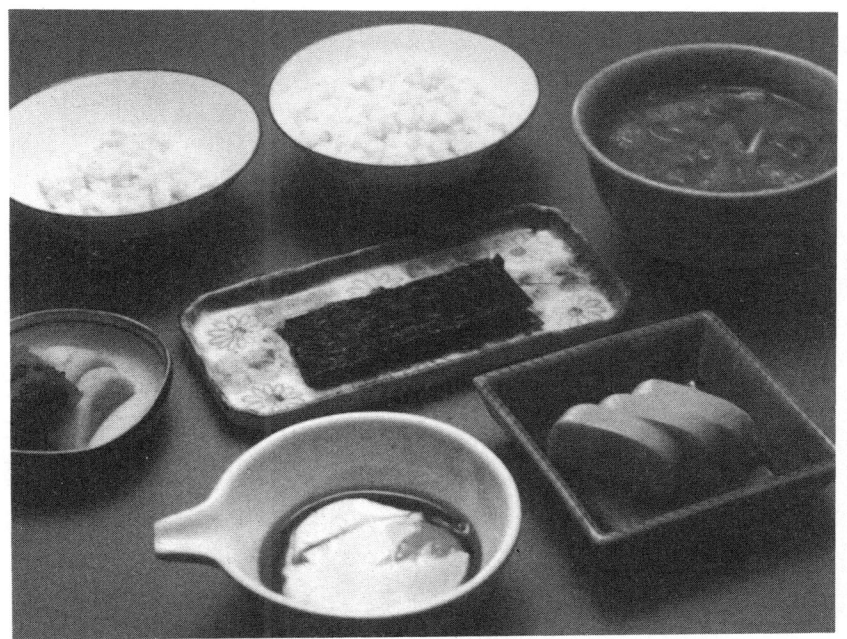

어묵 40 g

구운 김 3장

무청 절임 40 g

점심

밥 220 g (공기 2개)

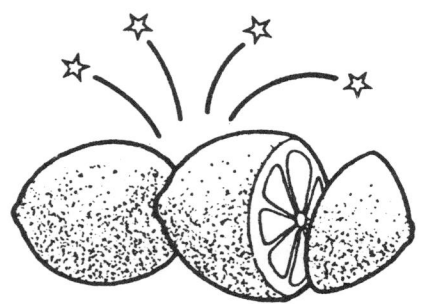

무순국

재료 무순 20 g, 간장 작은술 1/2, 소금 작은술 1/5, 다시 국물 150cc.

연어 므니에르 화이트소스

재료 연어 70g, 소금·후추 조금, 밀가루 작은술 1, 기름 큰술1/2, 화이트 소스 (버터 큰술 1/2, 밀가루 큰술 1/2, 와인 작은술 2, 우유 80cc, 소금 작은술 1/4, 후추 조금).

만드는 법
1 생연어는 소금, 후추 조금 뿌려 밀가루를 씌운다.

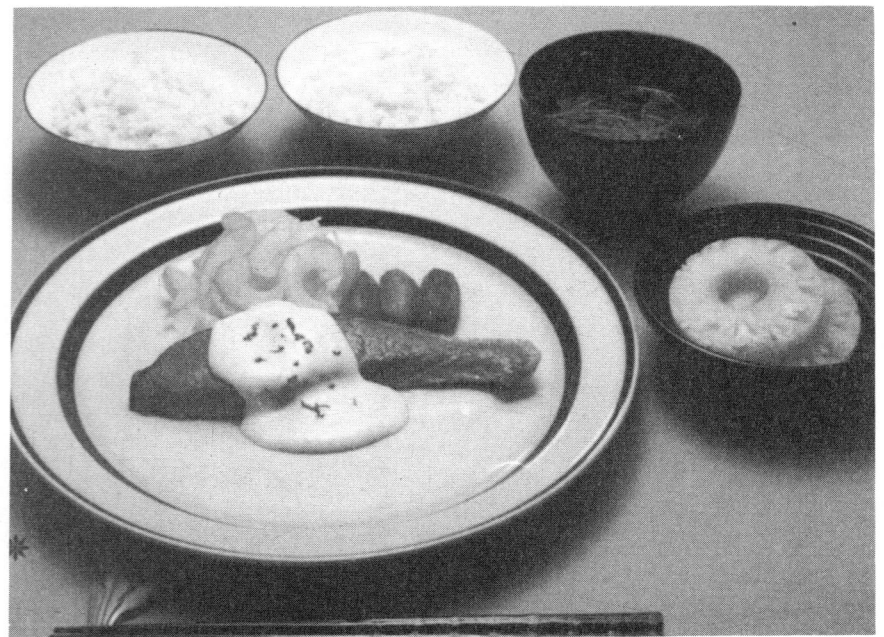

2 후라이팬에 기름을 달구어 1을 넣고 뚜껑을 덮어 증기 구이를 한다.

3 2를 꺼낸 후라이팬에 화이트소스 재료인 버터를 약한 불로 녹인다.

밀가루를 넣고 타지 않도록 볶고 우유를 2~3회 나누어 넣어 섞는다. 마지막으로 와인 소금, 후추로 맛을 내 ②에 뿌린다. 위에 파세리 다진 것을 뿌린다.

마늘 그랏세

만드는 법
마늘 40 g을 부드럽게 데쳐 버터 작은술 1/2, 설탕 작은술 1/2. 소금 약간을 넣어 조린다.

샐러리 곁들임

만드는 법
샐러리 30 g은 껍질을 벗겨 한 입 크기로 썬다.

과일

재료 파인애플 70 g (통조림)

간식
핫밀크
우유 200cc

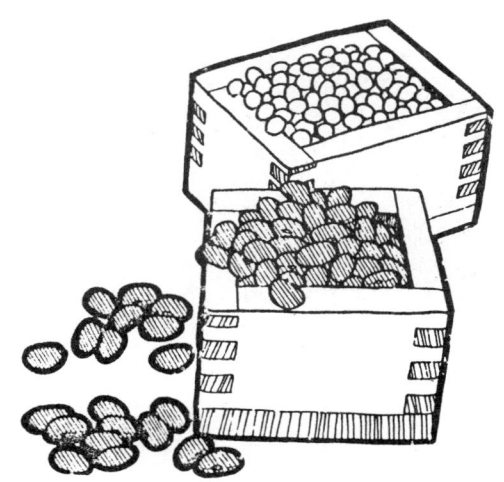

저녁
밥 220g (공기 2개)

일식 포토프

재료 큰새우 160g (머리, 꼬리, 껍질이 있는 것 두 마리), 조개 40g (껍질 있는 것 약 2개), 생대구 30g, 무청 30g, 감자 50g, 샐러리 30g, 당근 20g, 물 300cc, 간장 작은술 2, 생강즙 조금.

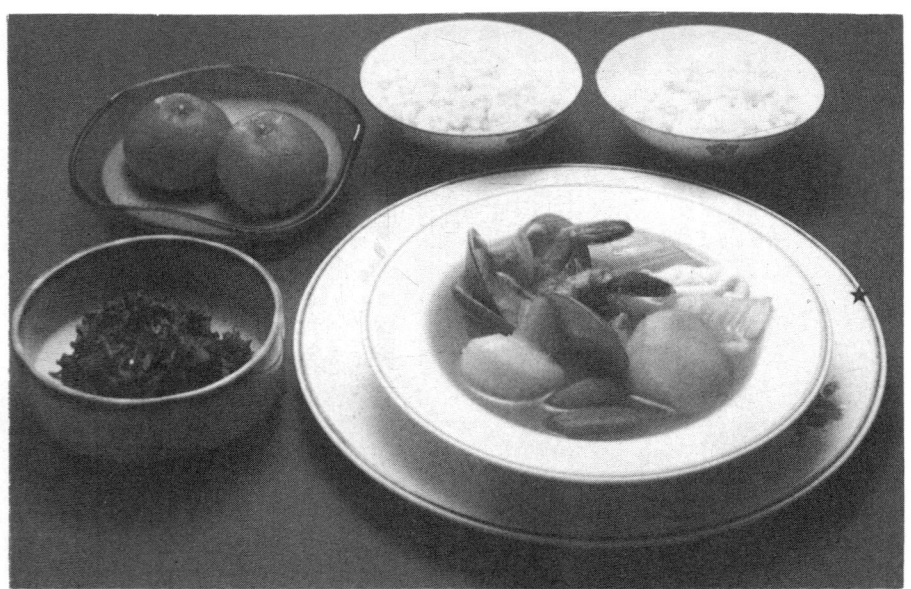

만드는 법

① 새우는 껍질이 있는 채로 잘씻어 이쑤시개로 등껍질만 제거한다. 생대구는 한 입 크기로 썬다.

② 무청은 잎을 약간 남기고 껍질을 벗겨 세로로 반 자른다. 감자도 둥근 채 껍질을 벗기고 샐러리는 심을 제거한다. 당근은 한 입 크기로 썰어 각을 없앤다.

③ 냄비에 물과 감자, 당근을 넣고 부드러워질 정도로 삶는다. 이어서 무청, 샐러리, 대구, 새우를 넣고 간장, 소금으로 맛을 낸 뒤 생강즙을 넣는다.

④ 마지막에 조개를 넣고 입이 벌어질 때 불을 끄고 그릇에 담아 낸

포인트
기호에 따라 후추, 세프랑, 카레가루 등의 향료를 사용해도 좋다.

시금치 참깨 무침

재료 시금치 100g, 볶은 참깨 1, 설탕 작은술 1, 간장 작은술 1.

만드는 법
① 시금치는 데쳐 4~5cm 길이로 썬다.
② 절구에 참깨를 넣어 빻는다. 설탕, 간장으로 맛을 내 ①을 무친다.

과일

재료 귤 150g (껍질 있는 것)

1800Kcal
겨울의 점심, 저녁 대체 메뉴

새우 후라이

재료 새우 80g (큰 것 2마리, 머리, 껍질을 제거한 것), 밀가루 작은술 1/2, 소금, 후추, 계란 푼 것 약간, 빵가루 큰술 1, 기름 10g (섭취량),

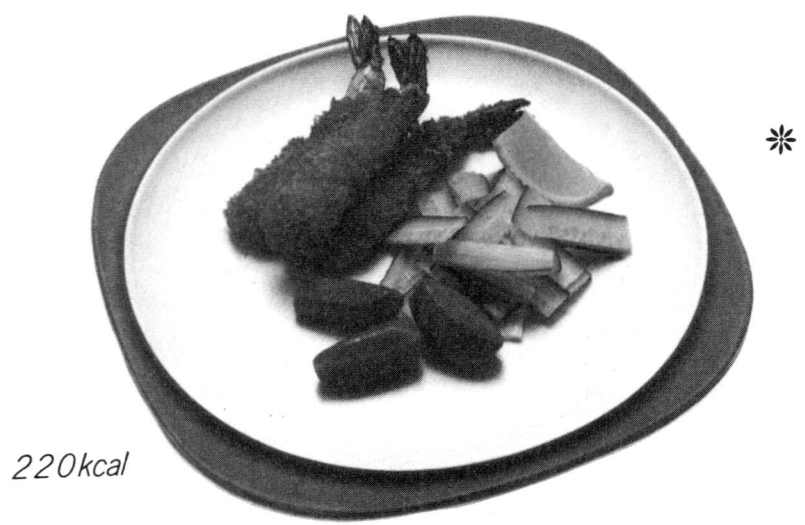

220kcal

오이 20g, 당근 30g, 레몬 한 조각, 우스타소스 또는 토마토케찹 큰술 1/2.

만드는 법

1 새우는 안쪽에 칼집을 넣어 소금, 후추를 뿌린다. 밀가루, 푼 계란, 빵가루를 묻혀 튀긴다.

2 접시에 새우 후라이를 놓고 당근 데친 것, 오이 얇게 썬 것, 레몬을 곁들인다. 기호에 따라 소스를 친다.

회

재료 참치 60g, 오징어 50g, 구운 김 소량, 무 30g, 겨자, 간장 작은술 1.

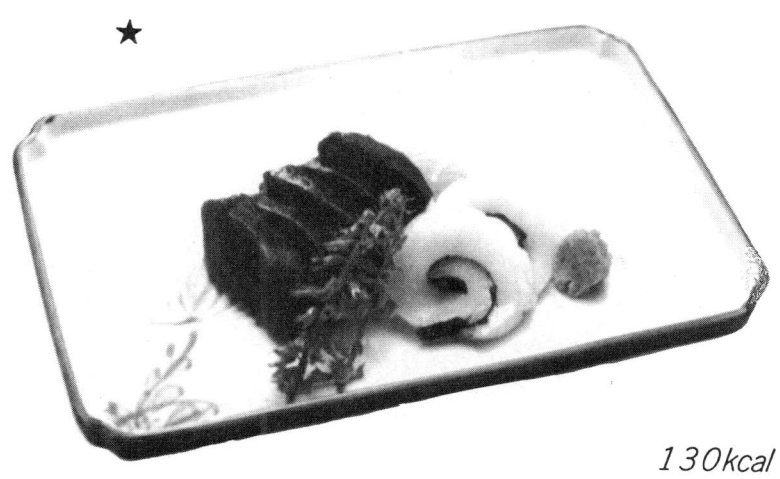

130kcal

만드는 법

① 참치는 1.5cm 두께로 썬다. 오징어는 구운 김을 겹쳐 말아 1cm 두께로 썬다.

② 무는 껍질을 벗겨 가늘게 채썬다.

③ 접시에 ②를 얹고 ①을 담는다. 겨자를 곁들이고 간장은 따로 담아낸다.

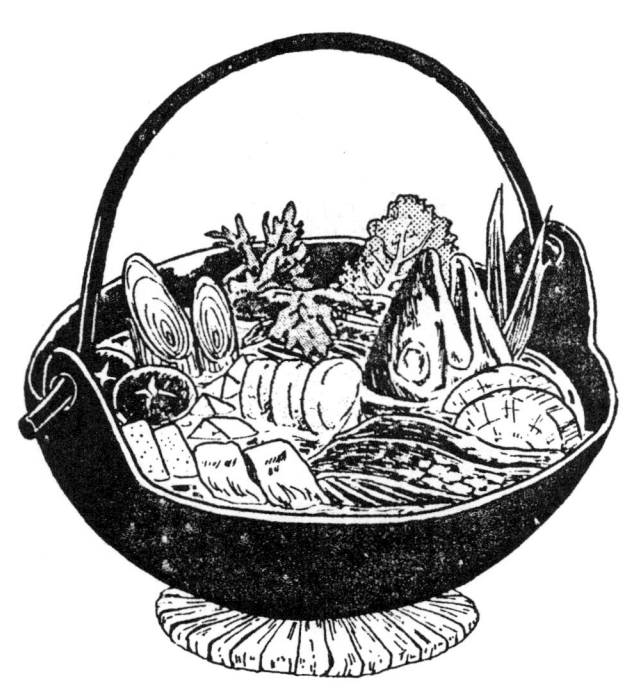

고기를 사용한 주요 요리

고기 속에 있는 단백질은 몸의 발육과 조직의 재생(再生)에 없어서는 안될 것이다. 당뇨병인 사람이라도 건강한 사람과 같은 양을 먹을 수 있지만, 비교적 지방이 적은 쇠고기·돼지고기 등심살, 넓적다리나 닭 가슴살 등을 사용한다. 모두 1단위에 상당하는 60g 전후의 고기를 사용한 요리이다.

소고기 야채 소스 조림

재료 소고기 60g, 양파 20g, 샐러리 20g, 맛슈룸 20g, 기름 작은술 1개, 와인 큰술 1, 우스타소스 큰술 1/2, 토마토케찹 큰술 1, 소금·후추 약간, 파세리 가루 조금.
곁들이(콩깍지 20g, 토마토 30g)

만드는 법

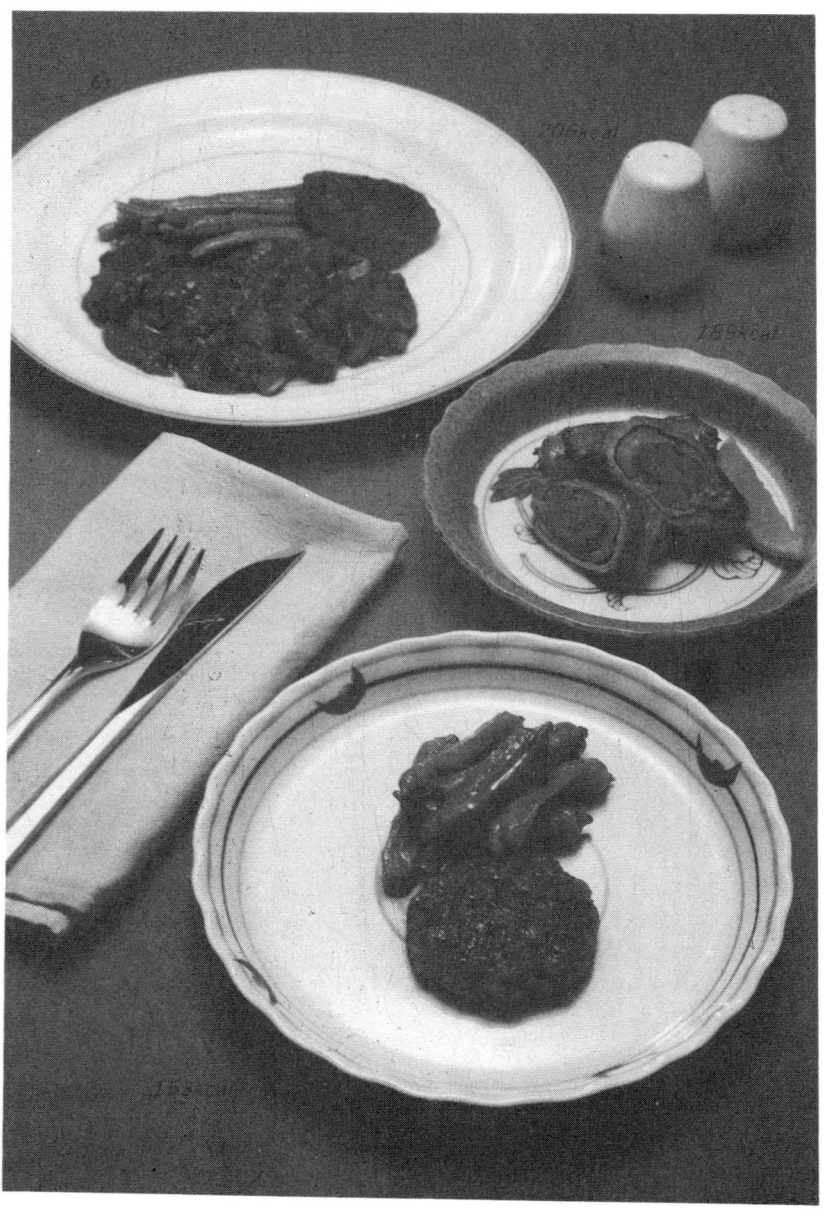

① 소고기는 1.5cm 두께로 썰고 양파, 샐러리는 다진다. 맛슈룸은 5mm 정도로 썬다.

② 버터를 녹여 양파, 샐러리를 볶는다. 이어서 소고기에 소금, 후추를 넣고 와인, 우스타소스, 토마토케찹으로 조린다. 접시에 담고 파세리 가루를 뿌린다.

③ 콩깍지 데친 것, 토마토를 곁들인다.

돼지고기와 야채말이 소테

재료 돼지고기 넓적다리살 얇게 썬 것 60g, 당근 40g, 차조기 6장, 밀가루 작은술 1, 기름 큰술 1/2, 토마토케찹 큰술 1, 소금 작은술 1/5, 후추 조금, 레몬 조금, 이쑤시개.

만드는 법

① 당근은 썰어 데친다.

② 돼지고기에 밀가루를 뿌린다. 그 위에 차조기잎, 당근을 얹어 말아 이쑤시개로 고정시킨다.

③ 기름을 뜨겁게 달구어 ②의 재료를 굴리면서 볶아 토마토케찹, 소금, 후추로 맛을 낸다. 접시에 담고 레몬을 곁들인다.

고기 완자 구이

재료 닭고기 간 것(가슴살) 60g, 양파 30g, 생강즙 약간, 녹말가루 큰술 1/2, 미림 작은술 1, 간장 작은술 1, 곁들이(파란 고추 40g, 기름 작은술 1/2).

만드는 법

1 닭고기에 양파 다진 것, 생강즙, 녹말 가루를 넣어 섞는다.

2 손바닥에 펴서 미림, 간장 섞은 것을 발라 석쇠에 굽는다.

3 2의 닭고기 석쇠 구이를 그릇에 담고 고추를 기름에 볶아 곁들인다.

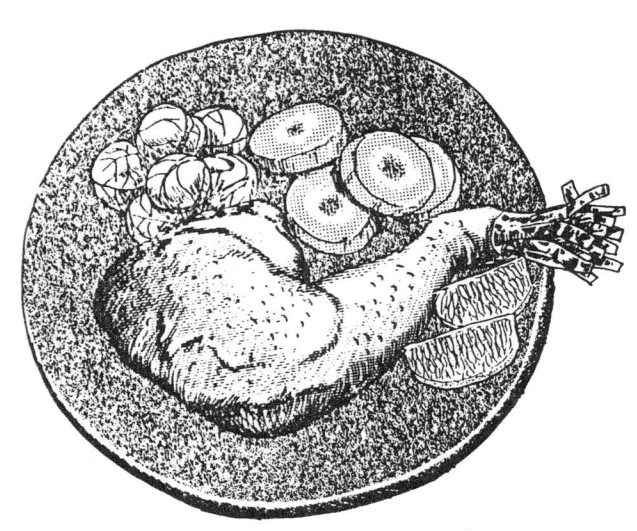

생선을 사용한 주요 요리

고기, 계란과 마찬가지로 양질의 단백질이 듬뿍 들어 있다. 당뇨병이나 다른 성인병을 예방하고 싶은 사람은 가능한 생선 요리를 등장시키도록 하자. 야채를 듬뿍 곁들이는 것도 잊지 말도록. 또 흰살 생선, 조개, 오징어, 게, 새우 등은 고기에 비해 볼륨 있는 재료이다. 여기에서는 생선류를 1단위 정도 사용하고 있다.

넙치 찜

재료 넙치 1토막 80g, 생표고버섯 20g, 무청 60g, 당근 20g, 세닢 2잎, 계란 흰자 큰술 1, 미림 작은술 1/2, 술 작은술 1/2, 소금 작은술 1/5.

만드는 법
1 넙치에 술을 뿌려 속이 깊은 그릇에 담는다.

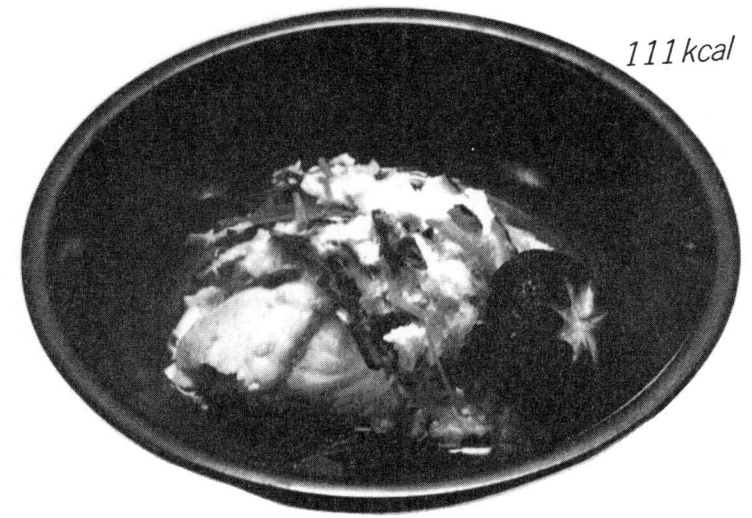

111 kcal

② 무우청을 갈아 가볍게 짠다. 그 속에 소금, 미림, 계란 흰자, 당근 채썬 것, 4cm 길이로 자른 세넢을 넣어 가볍게 섞는다.

③ ① 위에 ②를 듬뿍 얹고 생표고버섯을 곁들여 15분 정도 찐다.

무우와 꽁치 조림

재료 꽁치 60g(뼈 있는 것), 녹말가루 작은술 1, 기름 5g(섭취량), 무 80g, 콩깍지 20g, 다시국물 200cc, 설탕 작은술 1, 간장 작은술 2, 생강 조금.

만드는 법

① 꽁치는 뼈 있는 체로 녹말가루를 발라 기름에 튀긴다.

② 무는 둥글게 잘라 껍질을 벗겨 한 입 크기로 썬다.

③ 다시국물에 ②의 무를 넣어 부드러워지면 설탕, 간장으로 맛을

낸다. 국물이 적어졌을 때 ②의 꽁치와 콩깍지를 넣어 재빠르게 조려낸다.

④ 그릇에 담고 생강 채 썬 것을 얹는다.

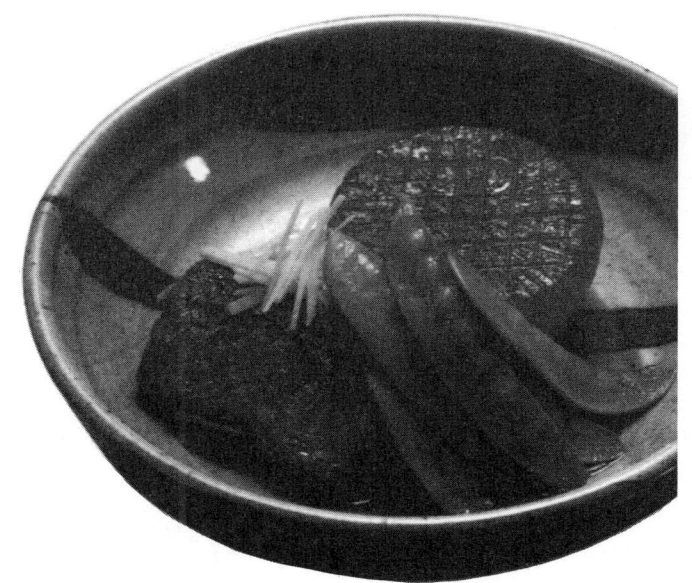

중국식으로 볶은 굴

재료 생굴 80g, 말린 버섯 20g, 당근 20g, 배추 50g, 죽순 20g, 파 20g, 참기름 작은술 1, 간장 작은술 1, 소금 작은술 1/5, 녹말가루 작은술 1, 술 작은술 1, 생강 조금.

만드는 법
① 생굴에 술을 뿌려 1분 정도 불에 볶는다(국물은 나중에 사용한다).
② 버섯은 물에 불려 썰고 야채는 먹기 좋게 썬다.

3 중국 냄비에 참기름을 넣어 달구어 생강 다진 것을 볶는다. 이어서 단단한 야채를 볶고 1의 국물, 간장, 소금으로 간을 한다.

4 마지막에 굴을 넣어 볶고 물에 탄 녹말가루를 넣어 걸쭉하게 만든다.

포인트

굴은 너무 지나치게 익히지 않을 것. 중간불로 살짝.

155kcal

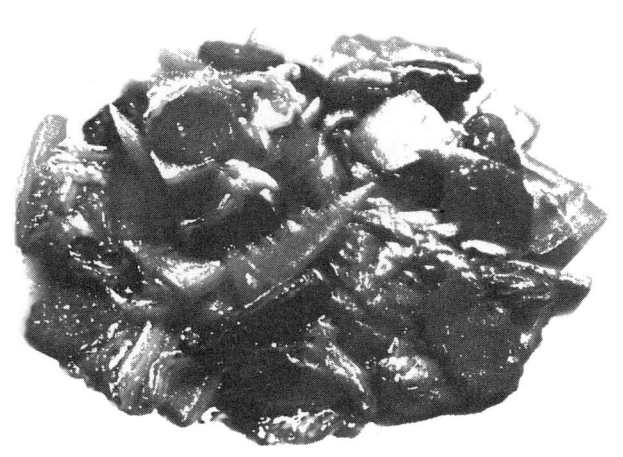

계란을 사용한 주요 요리

하루에 한 개는 먹어야 할 것이 계란이다.

계란 한 개의 단백질은 6g, 우유 한 컵과 거의 비슷하다. 구이나 삶는 것만이 아니고 야채나 해조류와 섞어서 이용하도록 하자. 계란 1개는 1단위(80KCal). 거기에 다른 재료를 첨가하여 볼륨을 만든다.

계란구이

재료 계란 1개, 토마토 50g, 시금치 50g, 소금 작은술 1/4, 후추 약간, 버터 작은술 1.

만드는 법
1 토마토는 1cm 길이로 썰고 시금치는 3cm 길이로 썬다.
2 버터를 녹여 1의 재료를 재빨리 볶아 소금, 후추로 간을 한다.
3 계란은 노른자와 흰자를 나누어 흰자는 거품을 내 소금을 넣어

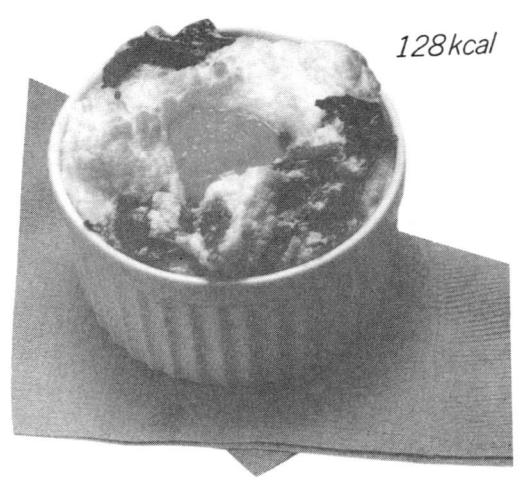

128kcal

섞는다.

④ ③ 속에 ②의 토마토와 시금치를 넣어 가볍게 섞고 그릇에 담는다. 중앙에 노른자를 얹고 200도의 오븐에서 7~8분 굽는다.

스페아식 계란 구이

재료 계란 50g, 맛슈룸 50g, 파세리 가루 작은술 1, 우유 큰술 1, 소금 작은술 1, 그린 아스파라가스 50g.

만드는 법

① 맛슈룸은 얇게 썬다.

② 계란을 풀어 우유를 넣고 섞어 맛슈룸, 파세리 가루, 소금, 후추를 넣는다.

③ 후라이팬에 기름을 넣어 달구어 다소 약한 불로 양면을 뒤집으면서

굽는다.

4 접시에 2를 담고 아스파라가스 데친 것을 곁들인다.

녹말채와 순무 계란말이

재료 계란 1개, 순무 80g, 녹미채 20g (물에 불린 것), 간장 작은술 1, 설탕 작은술 1, 다시국물 1/4컵, 소금 약간, 기름 작은술 1.

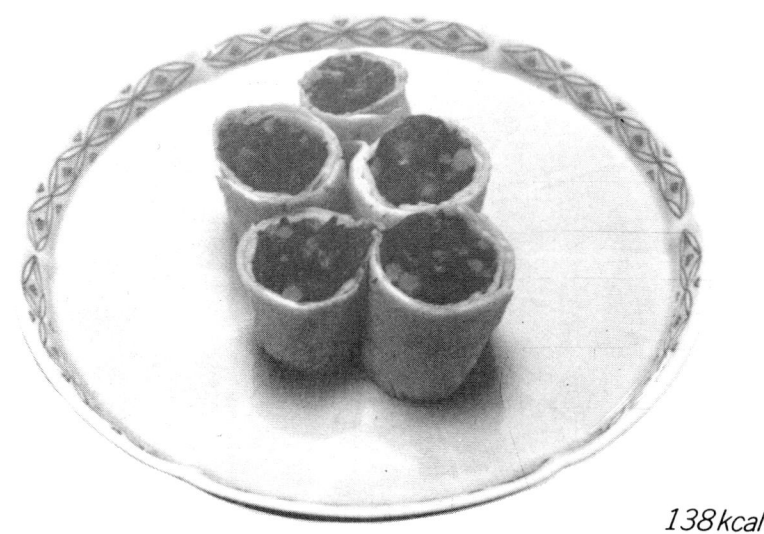

138 kcal

만드는 법

1 계란을 풀어 소금을 섞고, 준비한 것 중 반의 기름을 후라이팬에 넣어 얇게 계란을 부친다.

2 순무는 데쳐 5cm 길이로 썬다.

3 부친 계란을 꺼낸 후라이팬에 남은 기름을 부어 달구어 녹미채와

순무를 볶아 설탕, 간장으로 맛을 낸다.
　④ 발을 펴 놓고 ①의 부친 계란을 깐다. ③의 재료를 심으로 삼아 말아서 먹기 좋은 크기로 썰어 놓는다.

자주 쓰이는 식품의 스푼에 의한 중량

식품\계량기	작은술	큰술
간장, 미림, 된장	6	18
물, 식초, 술	5	15
소금	5	15
흰설탕	3	9
흑설탕	4	13
기름, 버터, 라아드	4	13
밀가루	3	8
빵가루	1	4
젤라틴 가루	3	10
녹말가루	3	9
로스타치	2	7
토마토케찹	6	18
마요네즈	5	14
우스타소스	5	16
보통 우유	6	17
치즈 가루	2	6
참깨	3	9
카레 가루	2	7
홍차, 커피	2	6

두부와 콩의 주요 요리

  밭에서 나는 고기라고 불리울 정도로 양질의 단백질이 듬뿍 함유되어 있는 음식이 콩이다. 두부는 1/2모가 1단위 (80KCal)이고, 소량씩이라도 매일 메뉴에 넣었으면 하는 식품이다. 두부를 사용하지 않을 때는 단백질은 물론이고 비타민 B_2도 많은 콩을 식탁에 올리도록 하자. 여기에서는 두부, 콩을 모두 1단위 사용하고 있다.

두부찜

재료 구운 두부 100g (1/3모), 당근 20g, 생표고버섯 20g, 오크라 30g, 다시국물 1/3컵, 간장 작은술 1, 미림 작은술 1/2, 인공감미료 적당량, 호일 15cm 정사각형 1장.

만드는 법
1 구운 두부는 물을 빼 얇게 썰어 호일 위에 놓는다.

② 당근, 버섯은 가늘게 채썰어 부드럽게 데친다.

③ ① 중앙에 ②를 얹고 말아 호일로 싼다. 호일 표면에 구멍을 뚫는다.

④ 냄비에 다시국물, 간장, 미림을 넣고 끓여 ③을 조용히 넣는다. 오크라도 넣고 2~3회 뒤집으면서 익힌다. 기호에 따라 인공 감미료를 넣는다. 호일을 제거하고, 두부를 3㎝ 정도로 썰어 그릇에 담고 오크라를 곁들인다.

두부 검은 깨찜

재료 두부 100g (1/3모), 녹말가루 작은술 1, 검은 깨 작은술 1/2, 기름 큰술 1/2 (섭취량), 다시국물 1/4컵, 매실 말린 것 1개, 간장 작은술 1, 기호에 따라 인공 감미료 적당량.

만드는 법

① 두부는 다소 물기를 주어 무게를 빼 네 토막으로 썬다. 녹말가루에 검은 깨를 섞어 두부에 뿌리고 뜨거운 기름에서 튀겨낸다. 그 속에 ①을 넣고 매실의 맛을 배게 하면서 찐다.

송이버섯과 푸른 차조기 콩무침

재료 송이버섯 40g, 푸른 차조기 3장, 콩 40g, 간장 작은술 1, 미림 작은술 1/2.

제1부-당뇨병 예방과 치료를 위한 단위별 식단 143

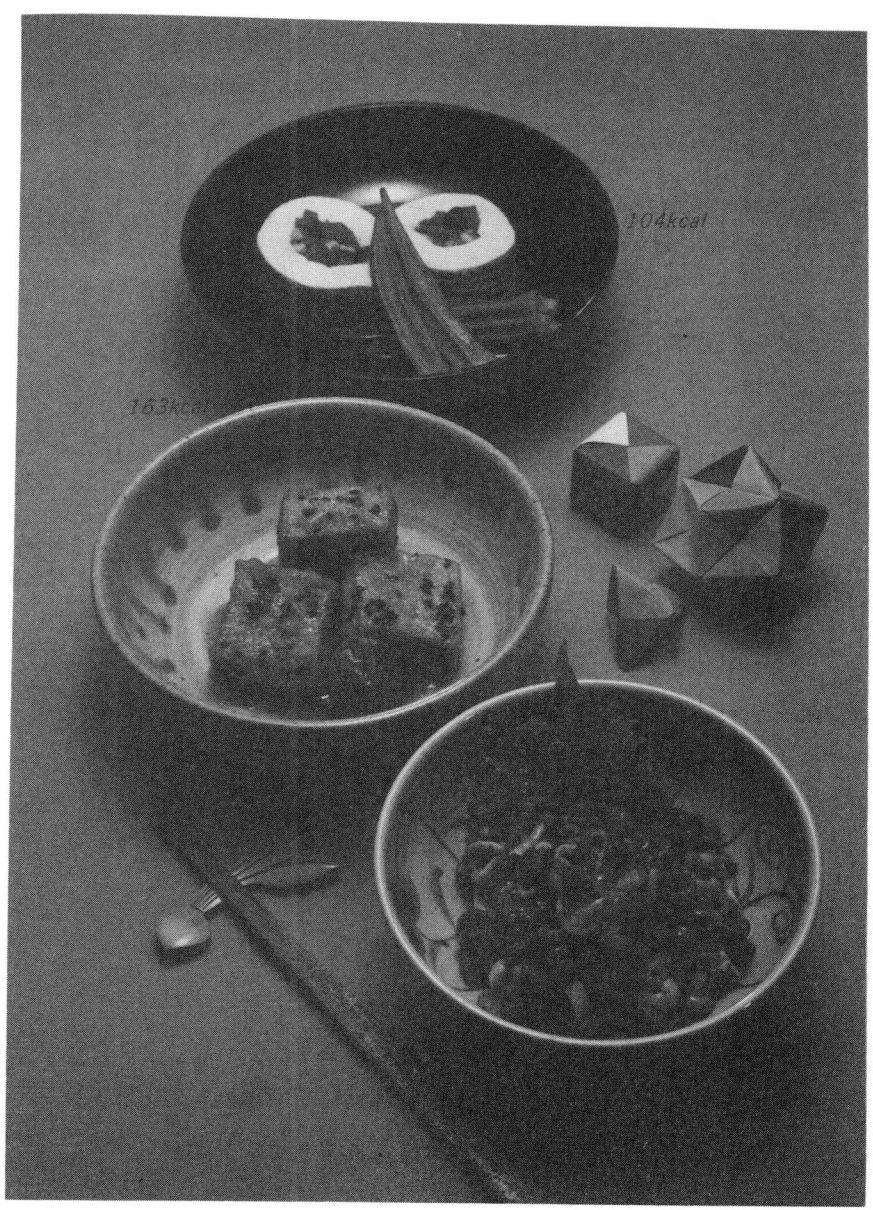

만드는 법

1 송이버섯은 손으로 잘 씻어 뜨거운 물에 데쳐낸다. 푸른 차조기는 채 썬다.

2 1의 재료를 콩에 넣고 간장, 미림을 넣어 섞는다.

포인트

잘 섞어 충분히 맛이 어우러지게 하는 것이 맛있게 먹을 수 있는 요령.

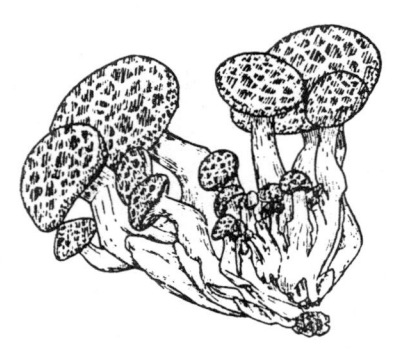

야채가 듬뿍 든 주요 요리

비타민과 섬유질 보급은 야채가 중심이다. 비타민 A(카로틴으로서)가 많은 녹황색 채소는 100g, 그외의 야채는 200g 정도 섭취하는 것이 이상적이다. 아침, 점심, 저녁 세 끼로 나누어 1식 100~150g의 야채를 섭취한다.

가지 조림

재료 가지 100g, 파 20g, 마늘 조금, 생강 조금, 참기름 작은술 1, 스프 100cc(물이라도 좋다), 간장 작은술2.

만드는 법

① 가지는 꼭지를 따 비스듬히 칼집을 넣어 물에 10분 정도 담가 아린 맛을 빼 건진다. ② 후라이팬에 참기름을 넣어 달구어 생강, 마늘, 파 다진 것을 볶고 이어서 가지를 넣어 볶는다. 스프와 간장을 넣어 뚜껑을

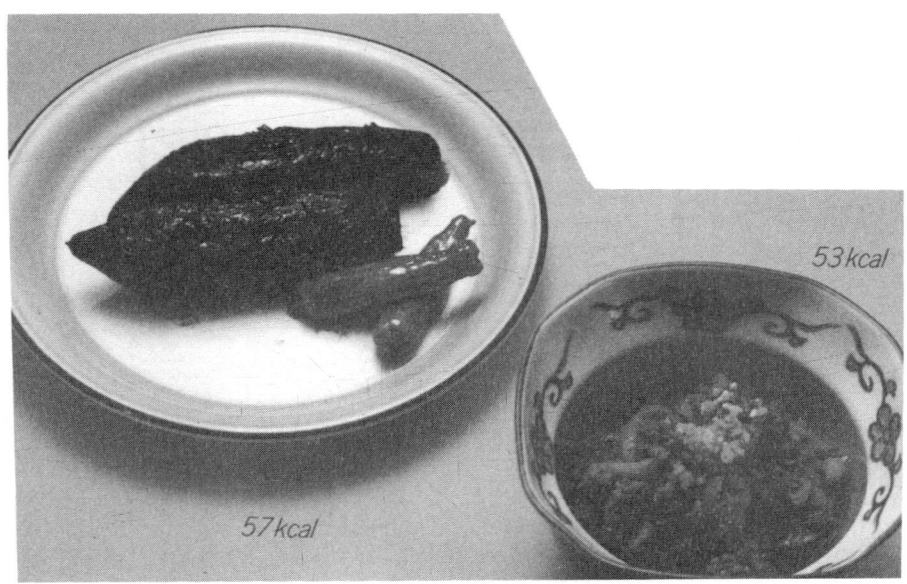

덮고 약한 불로 국물이 없어질 때까지 조린다.

배추꽃 겨자 무침

재료 배추꽃 100 g, 겨자 작은술 1, 간장 작은술 2/3, 미림 작은술 1/2, 삶은 계란 노른자 조금.

만드는 법

① 배추꽃은 소금을 약간 넣은 물에 재빨리 데친다. 물을 빼 3~4cm 길이로 썬다.

② 겨자에 물을 조금 넣고 간장, 미림으로 맛을 낸다.

③ ①의 데친 배추꽃에 ②의 간장을 넣어 섞어 그릇에 담고 위에 계란 노른자를 뿌린다.

미나리와 새우 볶음

재료 미나리 100g, 새우 80g, 생강 조금, 마늘 조금, 참기름 작은술 1, 소금 작은술 1/3, 후추 조금, 식초 작은술1.

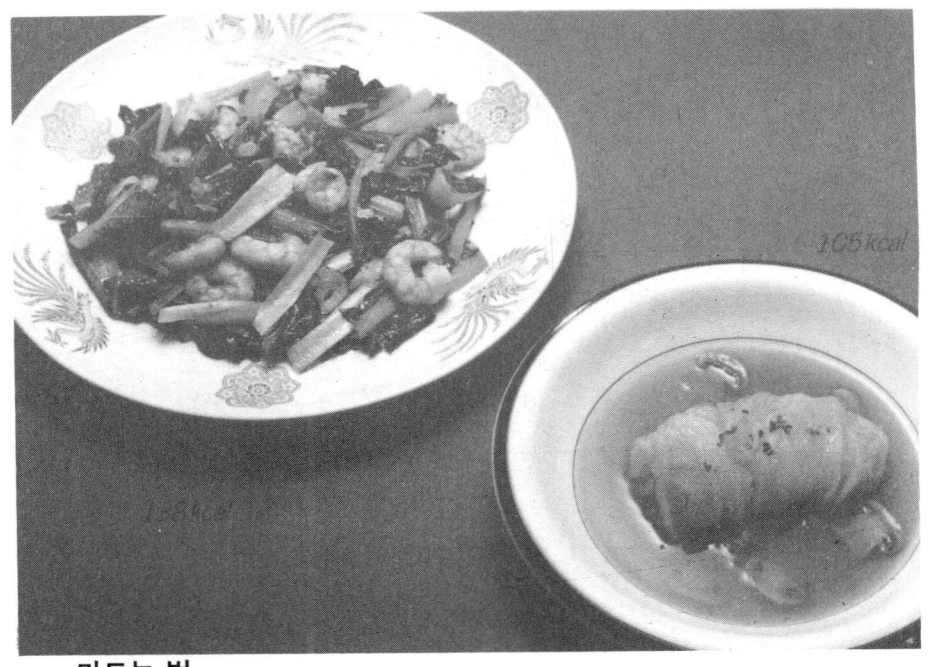

만드는 법

1 미나리는 5~6cm 길이로 썬다.

2 중국 냄비에 참기름을 넣고 달구어 생강, 마늘 다진 것을 볶는다. 이어서 새우, 미나리를 볶고 소금, 후추로 맛을 낸 뒤 마지막에 식초를 넣는다.

포인트

볶는 것은 다소 약한 불에서 재빠르게 볶을 것. 야채의 색이 좋아지고 수분도 나오지 않는다.

배추 카레 스프찜

재료 배추 100g, 닭고기 간 것 40g, 양파 20g, 소금 약간, 후추 약간, 맛슈룸 20g, 물 100cc, 브이용 1/2개, 카레 가루 작은술 1, 파세리 가루 조금.

만드는 법

1 배추는 뜨거운 물에 1분 정도 데쳐 부드럽게 만든다.
2 닭고기 간 것에 양파를 갈아 넣고 소금, 후추 약간을 넣어 잘 섞는다.
3 1의 배추를 펴 중앙에 2의 재료를 얹어 만다.
4 냄비에 2를 넣고 얇게 썬 맛슈룸, 물, 브이용을 넣어 한동안 끓인다. 마지막으로 카레 가루를 넣고 파세리 가루를 뿌린다.

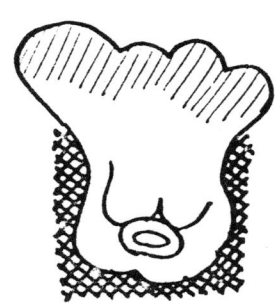

우유를 사용한 맛있는 요리

우유에 함유되어 있는 단백질이나 칼슘은 몸에 매우 중요한 영양소이다. 칼로리를 적게 섭취해야 하는 당뇨병 식사 요법도 1일 1~2컵의 우유를 사용하도록 하자. 이 식단은 우유를 약 1단위분(80킬로 칼로리) 사용한 것으로, 우유를 잘 먹지 않는 사람이라도 맛있게 먹을 수 있는 요리이다.

서양식 찜

재료 우유 120cc, 계란 1개, 햄 20g, 시금치 30g, 맛슈룸 20g, 파세리 가루 조금, 소금 작은술 1/3, 후추 조금.

만드는 법

1 계란을 풀어 우유를 조금씩 넣어 섞고 소금, 후추로 맛을 낸다.

2 햄은 2cm 정사각으로 썰고 시금치는 데쳐 2cm 길이로 썬다. 맛슈룸

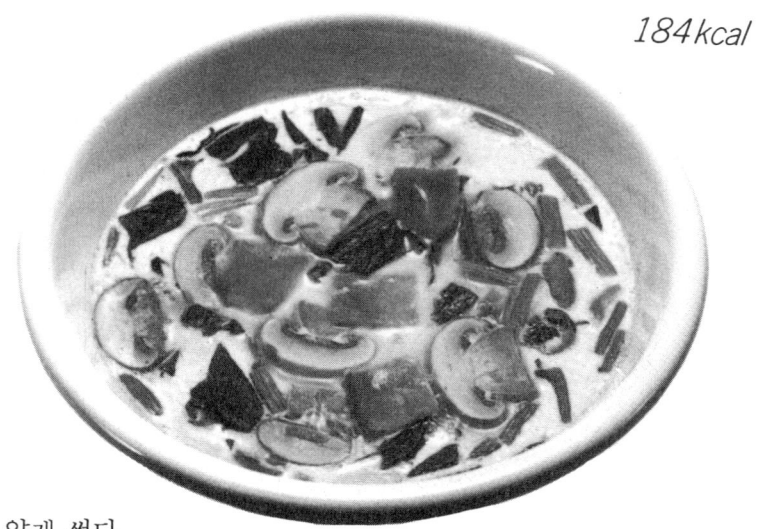

184kcal

은 얇게 썬다.

③ ① 속에 ②의 재료를 섞고 그릇에 옮겨 약한 불에서 15분 전후로 찐다.

우유 두부

재료 우유 100cc, 계란 흰자 60g (2개분), 파 10g, 푸른 차조기 2장, 볶은 깨 2g (작은술 1/2), 간장 작은술 1.

만드는 법

① 계란 흰자에 우유를 4~5회 나누어 섞고 작은 틀 또는 공기에 넣어 약한 불에서 10분 정도 찐다.

② 파와 푸른 차조기는 얇게 채 썰고 깨는 빻는다.

③ ①의 우유, 두부를 그릇에 담고 (좋아하는 형으로 잘라) ②의 파,

푸른 차조기, 깨를 듬뿍 치고 간장을 끼얹는다.

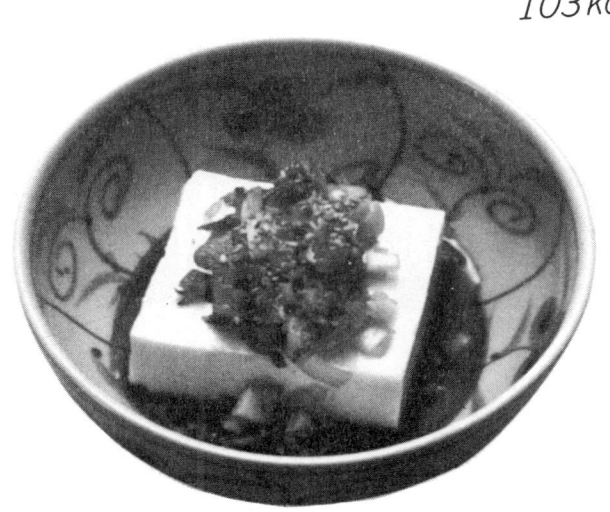

103 kcal

우유와 미역 스프

재료 우유 140cc, 미역(불린 것) 12g, 된장 12g (작은술 2), 다시국물 50cc (1/4컵).

만드는 법
1 다시국물에 미역을 넣고 끓인다.
2 우유를 넣고 된장으로 맛을 낸다.

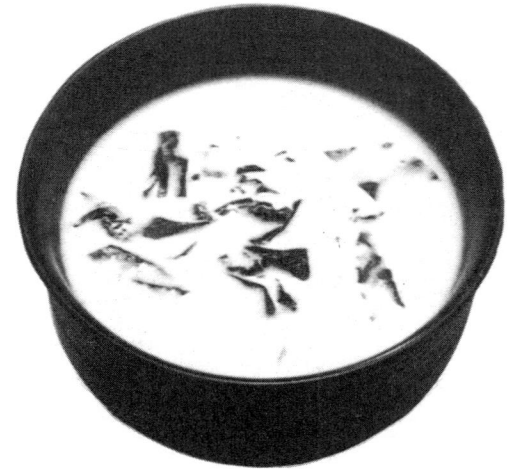

104 kcal

포인트

우유와 된장을 넣은 뒤, 약한 불에서 1분 정도 끓이는 것이 가장 맛있다.

기호에 따라 된장을 스프 등으로 바꾸어도 좋다.

음식물의 폐기율

사온 음식물은 요리를 만들기 전 먹을 수 없는 부분을 제거해야 하는 것과 그대로 조리에 쓸 수 있는 것이 있다. 먹을 수 없는 부분은 폐기율이라고 생각할 수 있다.

생선은 35~50%로 비교적 폐기율이 높지만, 뼈나 머리를 제거한 것은 그다지 높지 않다. 조개류는 40~70%로 먹을 수 있는 부분이 적어진다.

계란의 폐기율은 껍질 부분으로, 20%이다.

야채는 여러 가지이지만 평균적으로 15%라고 생각하고 있다. 과일은 종류에 따라 10~40%로 상당한 폭이 있다.

곡류나 육류에서는 그다지 폐기율을 생각할 것이 없지만 닭고기나 뼈에 붙은 살의 경우는 10~20% 정도의 폐기율이 있다.

유제품이나 우유에는 폐기율이 없다.

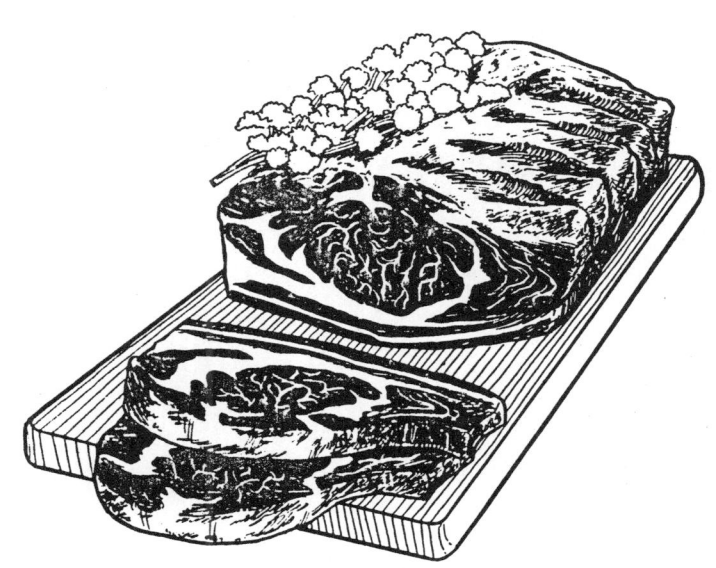

저칼로리 식품의
맛있는 요리

칼로리가 별로 없는 해조류나 곤약, 버섯을 야채나 조미료로 맛있게 배합한 일품 요리이다. 당뇨병인 사람의 식사 뿐만이 아니고 비만 체질인 사람은 미용식으로 먹을 수 있다.

미역과 팽이버섯 무침

재료 팽이버섯 1/2다발, 말린 미역 5g, 미림 작은술 1/2, 장식용 나뭇잎.

만드는 법

1 미역은 물에 불려 작게 썬다. 팽이버섯은 데쳐 4~5cm로 키를 맞춘다.

2 미림으로 1의 재료를 무친다. 그릇에 담고 그 위에 나뭇잎을 장식한다.

제1부─당뇨병 예방과 치료를 위한 단위별 식단 155

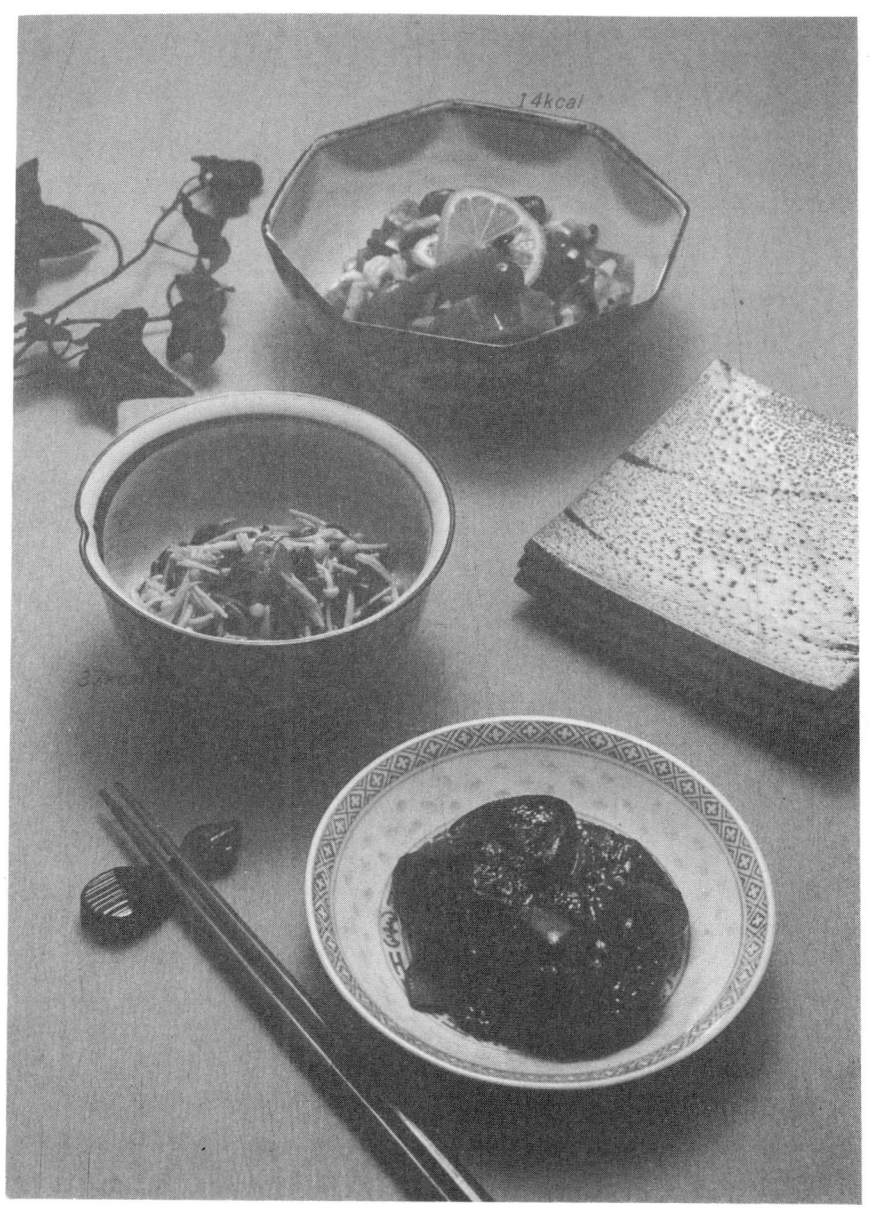

곤약과 송이버섯의 드레싱 샐러드

재료 곤약 1/4모, 송이버섯 1/2팩, 레몬 1/3개, 후렌치 드레싱 10cc(작은술 2), 마스터드 작은술 1/2, 소금·후추 약간.

만드는 법
1 곤약은 1.5cm 사각썰기를 하고 송이버섯도 짧게 썰어 각각 데친다.
2 1에 레몬즙, 후렌치 드레싱, 마스터드, 후추를 넣어 섞는다. 기호에 따라 소금을 조금 넣는다.

표고버섯 중국식 조림

재료 표고버섯 5장, 마늘 조금, 생강 조금, 우스타소스 작은술 1/2, 참기름 작은술 1/2, 술 큰술 1/2, 물 100cc, 설탕 작은술 1/2, 간장 작은술 1.

만드는 법
1 표고버섯은 물에 불린다.
2 중국식 냄비에 참기름을 넣고 달구어 마늘, 생강을 볶고 이어서 우스타소스, 간장, 설탕, 술, 물을 넣고 약한 불에서 은근히 조린다.

저칼로리의 맛있는 과자

　식후 디저트로 즐기던 과자를 당뇨병이 생긴 이후 먹을 수 없게 되었다고 한탄하는 사람도 있다. 그래서 안심하고 먹을 수 있는 과자를 만들어 보기로 했다. 설탕은 칼로리를 높이므로 과자를 구울 때는 조금만 사용하고 불을 사용하지 않는 바바로아나 젤리 등은 인공 감미료를 사용해 보자.
　당뇨병만이 아니라 성인병, 비만 예방에도 적합한 과자이지만 그렇다고 해서 너무 많이 먹지는 말도록 하자.

딸기 젤리 파페

　재료(3인분) 딸기 15알, 젤라틴 가루 작은술 1, 물 100cc, 탈지분유 10g, 인공 감미료 7g, 계란 흰자 1개분, 리큐르주 3cc.

　만드는 법

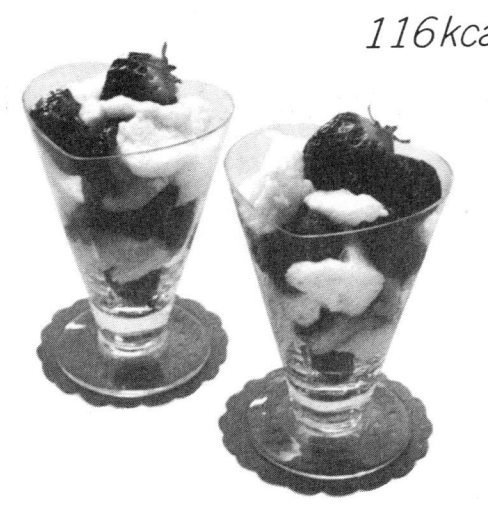

116kcal

1 딸기는 씻어 물기를 잘 뺀다.

2 계란 흰자는 거품을 내어 인공 감미료를 넣어 섞는다.

3 물 속에 젤라틴 가루를 넣어 섞어 더운 물을 조금 넣어 녹인다. 충분히 녹았을 때 탈지유를 넣는다.

4 3을 식혀 얼음물에 담갔다 끈기가 생기면 리큐주와 2의 흰자를 넣어 섞어 그릇에 담아 냉장고에서 굳힌다.

5 4의 젤리를 스푼으로 퍼 딸기와 번갈아 컵에 담는다.

분말차 바바로아

재료 큰 젤리틀 3개 또는 바바로아틀 5개, 계란 흰자 1개, 인공 감미료 7g, 분말 젤라틴 큰술 2/3, 물 30cc, 분말차 작은술 1, 우유 100cc, 물 100cc.

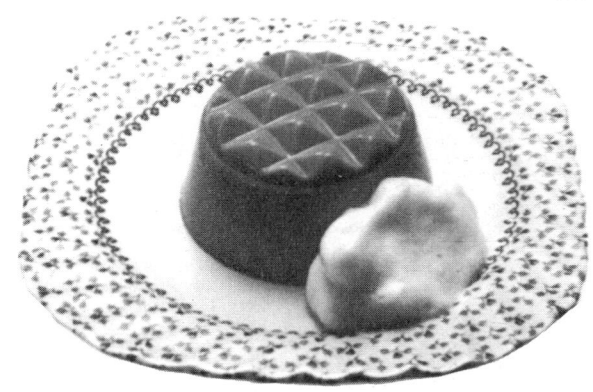

93kcal

만드는 법

① 물 30cc에 분말 젤라틴을 넣어 더운 물로 녹인다.

② 계란 흰자를 거품을 내어 인공 감미료를 넣어 단맛을 낸다.

③ 우유와 물을 덥혀 분말차를 넣어 잘 녹인다. 뜨거울 때 ②의 계란 흰자 속에 넣어 섞는다. 조금 식으면 ③의 젤라틴액을 섞는다.

④ ③에 얼음물을 대 끈기가 생겼을 때 젤리틀이나 바바로아틀에 붓고 식혀 굳힌다. 칼로리를 조금 많이 섭취해도 될 경우에는 크림이나 설탕을 큰술 한술 정도로 곁들여 먹어도 좋다.

젤리

재료 (젤리틀 4~5개), 당근 100g, 물 200cc, 인공 감미료 10g, 분말 젤라틴 큰술 2/3, 물 30cc, 리큐주 3cc, 장식용 메렌게 큰술 2, 당근 데친 것 조금.

만드는 법
1. 당근은 데쳐 속을 파낸다.
2. 물 30cc에 분말 젤라틴을 넣어 더운 물에 담아 녹인다.

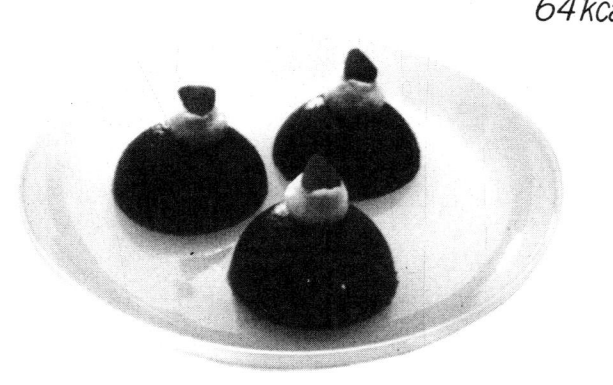

64 kcal

3. 물은 덥혀 1의 당근, 파낸 것과 녹인 젤라틴액을 섞는다. 인공 감미료, 리큐르주를 넣어 섞는다. 얼음물로 끈기가 생기게 한 후 틀에 넣어 차게 해 체친다.
4. 틀에서 빼 위에 메렌게와 데친 당근을 얹어 장식한다.

콩가루 쿠키

재료 콩가루 60 g, 밀가루 40 g, 계란 1개, 마아가린 20 g, 인공감미료 20 g, 검은 깨 작은술1.

650kcal

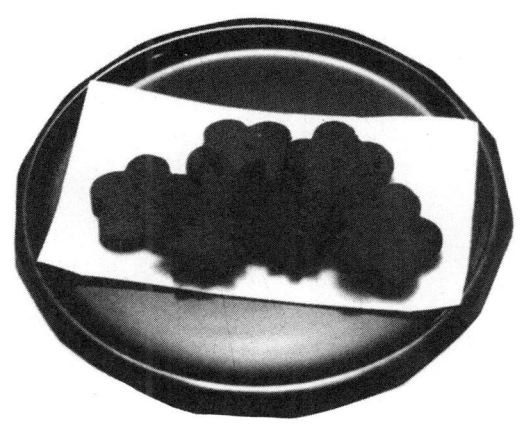

만드는 법

1. 콩가루와 밀가루를 섞어 3회 체친다.
2. 볼에 마아가린을 넣어 부드러운 페스트상으로 만든다. 그 속에 인공감미료와 푼 계란을 조금씩 넣어 섞는다.
3. 2 속에 1의 가루와 검은 깨를 넣어 가볍게 섞는다.
4. 3을 원하는 모양으로 잘라 180도의 오븐에서 10분 정도 굽는다.

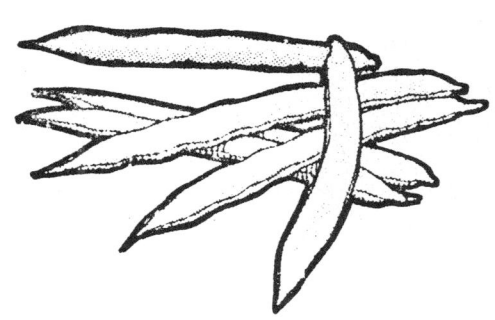

간단히 만들 수 있는 도시락

외식만 하는 점심 식사로는 자신에게 필요한 단위의 칼로리 양을 섭취할 수 없다. 정해진 칼로리 양으로 보기에도 볼륨 있고 색이나 맛이 좋은 도시락을 만들어 보자. 1600킬로칼로리의 점심 식사를 중심으로 밥, 빵은 240킬로 칼로리(3단위), 생선, 육류, 계란은 160킬로 칼로리(2단위), 버터, 기름 등은 약 6 g (0.5단위), 야채류는 약 100 g 을 균형 있게 조합시킨 점심 식사에 적당한 도시락이다.

삼치 구이 도시락

만드는 법
밥·165 g (공기 1개 반)에 볶은 참깨를 뿌린다.
삼치 구이
삼치 40 g 에 간장 작은술 1/2, 미림 작은술 1/2을 넣어 하룻밤 재워 둔다. 그것을 잘 뒤집으며 굽는다.

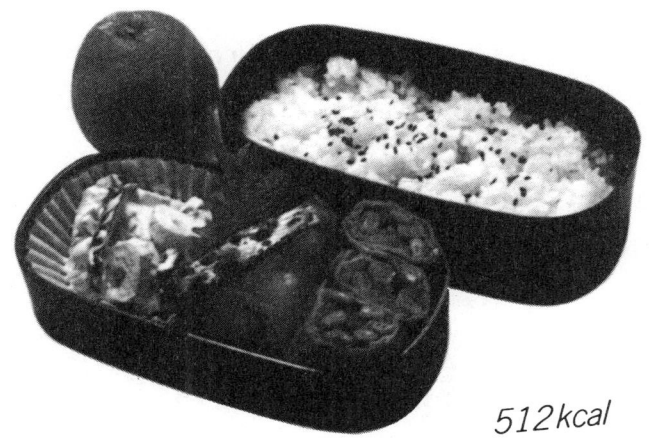

512kcal

유부 야채 말이

만드는 법

① 당근 30g을 채썬 것, 콩깍지 30g을 부드럽게 데친다.

② 유부 20g을 펴 ①의 당근과 콩깍지를 심으로 해서 만다. 그것을 간장 작은술 2/3와 다시국물 1/4컵으로 조리고 마지막으로 인공 감미료로 조금 단맛을 낸다.

생표고버섯과 샐러리 샐러드

만드는 법

생표고버섯 20g을 채썰고 샐러리 30g은 얇게 한입 크기로 썬다. 그것을 마요네즈 큰술 1/2로 무친다.

귤
100 g (껍질 채) 1개

롤빵 서양식 도시락
버터롤 60 g (2개)

포테이토 치즈 30 g

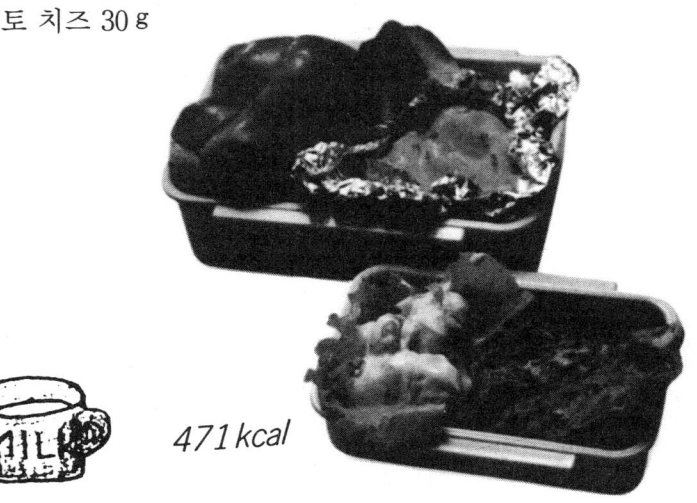

471 kcal

만드는 법

1 감자 100 g은 1cm로 잘라 다소 단단하게 삶아서 얇게 껍질을 벗긴다.

2 호일을 펴고 1의 감자를 놓고 소금을 조금 뿌린다. 녹인 치즈 25 g을 얹고 오븐 토스터로 10분 굽는다.

맛슈룸 샐러드

만드는 법

맛슈룸 50 g은 살짝 데친다. 마요네즈 작은술 1로 무쳐 레터스 20 g을 곁들인다.

시금치 오믈렛

만드는 법
① 시금치 60 g은 데쳐 작게 썬다.
② 계란 1개를 깨 ①의 시금치, 소금 작은술 1/4, 후추 조금을 넣어 섞는다.
③ 후라이팬에 기름을 넣고 ②를 넣어 오믈렛 모양으로 구워 낸다.

딸기
30 g 씻어서 곁들인다.

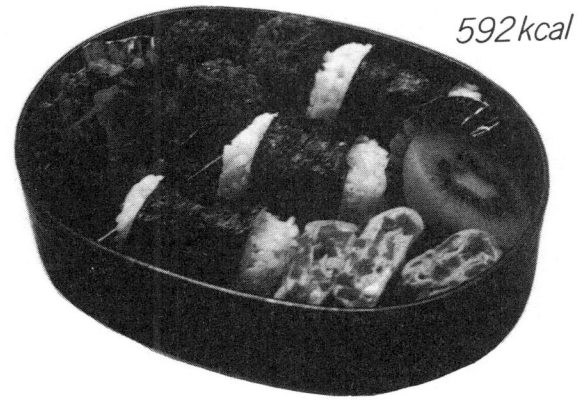

592 kcal

주먹밥 도시락

주먹밥

만드는 법

밥 165g(공기 1개 반)을 3등분한다. 각각을 주먹밥으로 만들어 구운 김을 만다.

깨 묻친 닭고기 튀김

만드는 법

① 닭고기 간 것 40g에 양파 20g 다진 것, 생강 조금을 갈아서 소금, 작은술 1/5과 함께 넣어 섞는다.

② ①을 둥글게 만들어 깨 작은 술 1를 묻혀 기름에 튀겨낸다.

당근을 넣은 계란말이

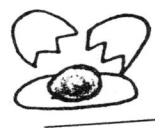

만드는 법

① 당근 30g을 부드럽게 삶아 5mm로 다진다.

② 푼 계란(1개)에 소금 작은 술 1/4, 인공 감미료 적당량으로 맛을 내고 ①의 당근을 섞는다.

③ 후라이팬에 기름을 두르고 ②의 계란을 구워낸다.

순무 무침

만드는 법

순무 80g을 데쳐 3cm 길이로 썬다. 간장 작은술 1/2, 미림 약간을 넣어 무친다.

키위
70g (껍질을 벗긴 것)

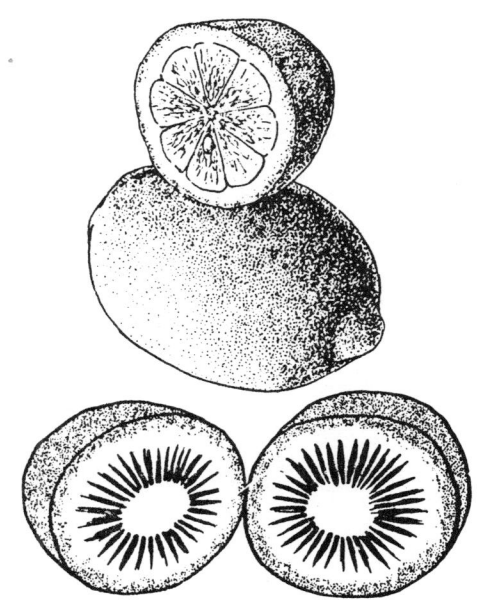

안심하고 먹을 수 있는 저녁 요리

 당뇨병인 사람은 정해진 칼로리량을 넘지 않는 식사를 하는 것이 기본인데, 가끔은 큰 접시에 음식을 담아 내 그것을 덜어서 먹는 부페식 요리를 만들어 보도록 하자. 보기에는 호화스럽지만 저칼로리이고 당뇨병이나 다른 성인병 예방에도 도움이 되는 다이어트 요리이다. 각각의 요리를 덜어 먹도록 하자.

연어 젤리

재료 (6인분) 연어 250g (뼈 없이), 당근(간 것) 20g, 양파(간 것) 50g, 밀가루 큰술 3, 소금 작은술 1/3, 후추·향료 조금, 계란 흰자 3개, 브이용 1/3, 물 100cc, 젤라틴 가루 큰술 1/2, 데친 콩깍지 7개, 기름 조금, 틀.

만드는 법

제1부-당뇨병 예방과 치료를 위한 단위별 식단 169

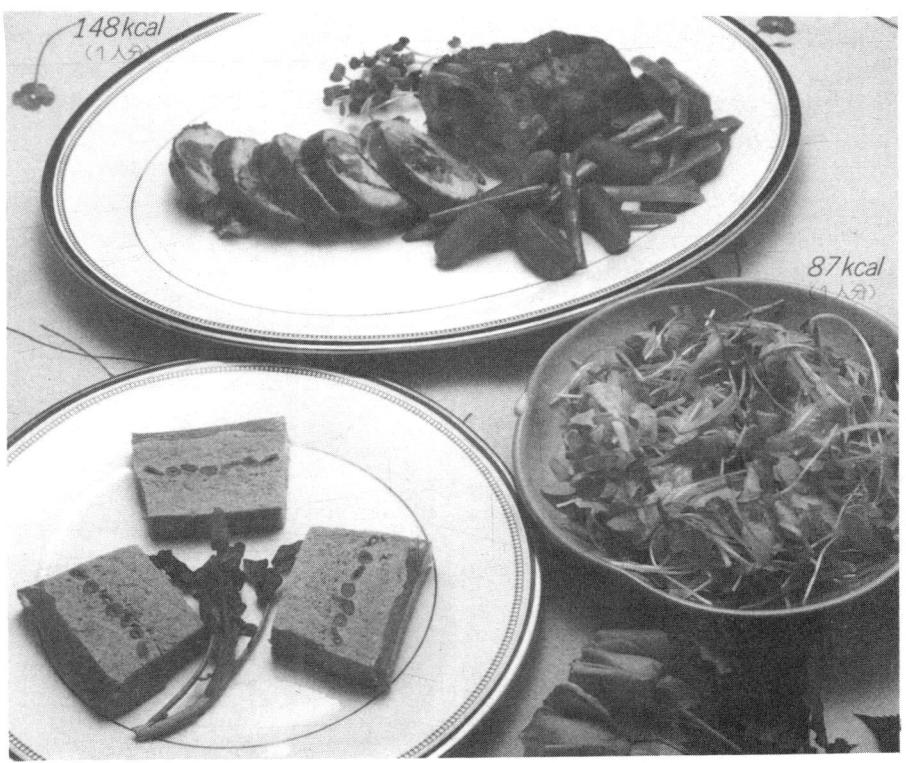

　1 생연어는 후추를 뿌려 데쳐 살을 바른다. 절구에 넣고 그것을 면방망이로 잘 으깬다. 거기에 당근, 양파, 소금, 후추, 향료, 밀가루를 넣고 잘 으깬다.

　2 계란 흰자는 충분히 거품을 낸다.

　3 2의 흰자를 1의 재료에 조금씩 넣어 섞는다.

　4 틀에 기름을 발라 3의 재료를 반씩 넣고 콩깍지를 나란히 끼운다. 남은 것을 위에 넣고 약한 불로 쪄 낸다.

　5 물 속에 브이용을 넣어 섞는다. 그 속에 젤라틴 가루를 넣어 녹인다.

6 찐 것을 빼낸 틀에 5의 녹인 젤라틴 액이 끈기가 생기면 그것을 넣는다. 식힌 4를 조용히 넣고 냉장고에서 1시간 식힌다.

7 6등분으로 썰어 좋아하는 야채를 곁들인다.

＊1 토막(1인분)의 표3은 약 1.1단위.

닭고기 순대

재료(10인분) 닭고기 날개살 700g, 믹스베지터블 50g, 맛슈룸 100g, 소금 작은술 1, 후추, 타임 조금, 밀가루 큰술 1, 당근 200g, 콩깍지 100g, 무순 50g, 샐러드 기름 조금, 실 60cm.

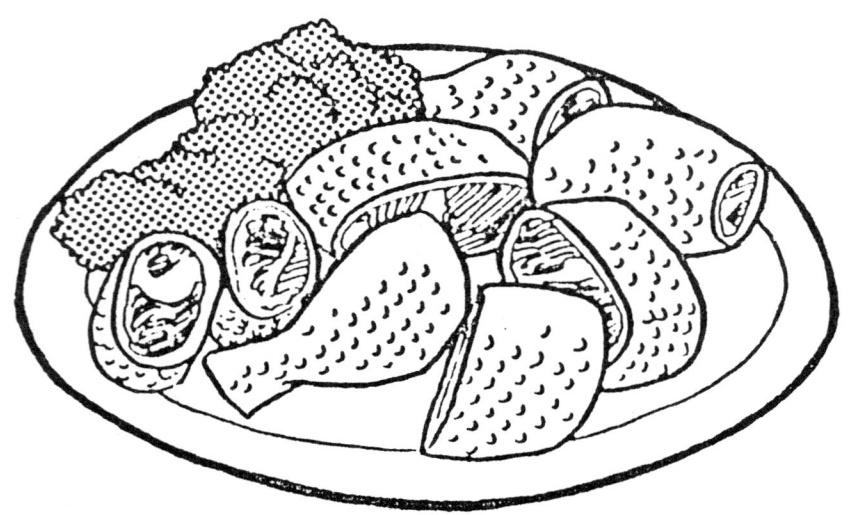

만드는 법

1 닭고기 살은 1장씩 칼집을 넣어 크게 잘라 벌린다. 소금, 후추, 타임을 뿌려 30분 정도 둔다.

2 1의 닭고기를 껍질을 아래로 해서 벌리고 안쪽이 되는 윗부분에 밀가루를 뿌린다. 믹스베지터블, 맛슈룸 얇게 썬 것을 얹고 말아서 실로 묶는다.

3 2의 표면에 기름을 발라 200도의 오븐에서 30분 정도 굽는다.

4 실을 풀고 10개로 썰어 당근과 콩깍지, 무순을 곁들인다.

✻1토막(1인분)의 표3은 약 1단위.

도미 모던 샐러드

재료(6인분) 도미회 250g, 슬라이스 아몬드 30g, 당근 30g, 무순 50g, 샐러리 50g, 비네카 큰술 2, 기름 작은술 1, 간장 작은술 2, 참기름 작은술 1.

만드는 법

1 도미회는 7~8mm 두께로 썬다.

2 슬라이스 아몬드는 후라이팬에서 살짝 색이 나도록 볶고 당근, 샐러리는 채 썰고 무순은 반으로 가른다.

3 비네카, 기름, 간장, 참기름을 섞고 그 속에 12를 넣어 가볍게 섞는다. ✻1 인분의 표3은 약 0.5단위

어린이 당뇨병 식이요법

　어린이 당뇨병은 10세부터 15세 정도에 발생되는 경우가 많고 바로 이때는 신체 성장기에 해당하기 때문에 식사 제한이 어렵다고 일컬어지고 있다. 이 시기에 특히 필요한 단백질은 다소 많게, 그리고 비타민, 칼슘도 충분히 섭취할 수 있도록 메뉴를 짜도록 하자.
　가족 중에 당뇨병 환자가 있는 어린이는 과식을 피하고 충분히 운동을 시키도록 할 것.동물성 지방이 없는 생선이나 고기, 두부를 사용하도록 배려하는 것이 중요하다.

두부 햄버거 토마토 조림

재료 소고기 간 것 60g, 두부 30g, 양파 30g, 당근 10g, 피망 20g, 밀가루 작은술 1, 소금 작은술 1/5, 후추 조금, 기름 작은술 2, 우스타소스 작은술 1, 토마토 50g, 레터스 30g.

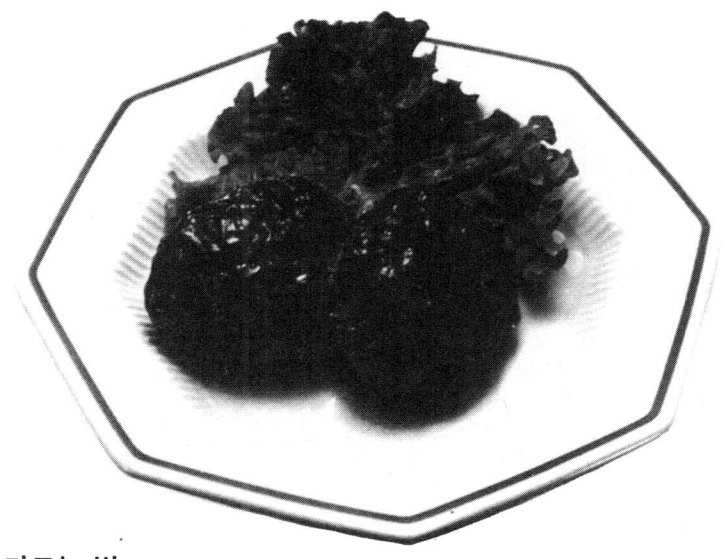

만드는 법

① 두부는 행주로 물기를 제거한다.

② 간 고기 속에 양파, 당근, 피망 다진 것, 소금, 후추, 밀가루, ①의 두부를 넣어 잘 치댄다.

③ ②의 재료를 2등분하여 둥글게 빚고 기름을 두른 후라이팬에서 양면을 뒤집으면서 굽는다.

④ ③속에 토마토 다진 것, 우스타소스를 넣고 토마토가 페스트상이 된 때 그릇에 담아낸다.

⑤ 푸른 야채를 곁들인다.

참치 카레 피라트

재료 밥 110 g, 참치(통조림) 80 g, 양파 30 g, 피망 20 g, 당근 20

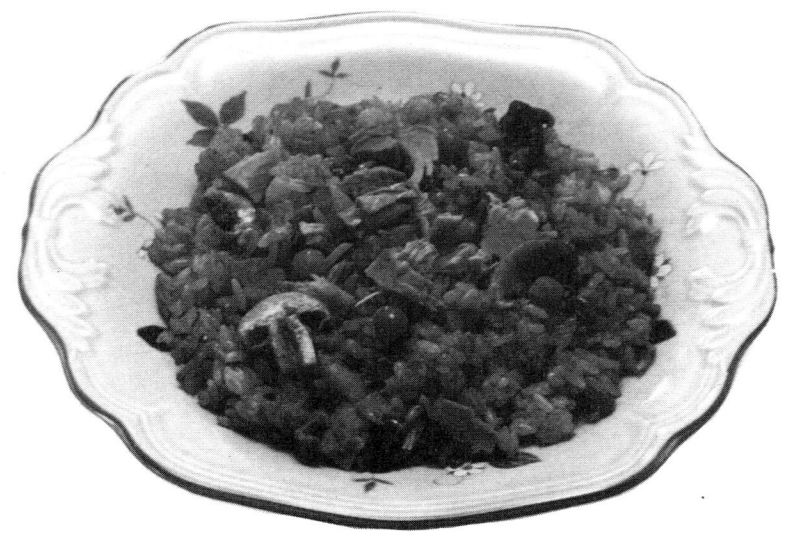

368kcal

g, 맛슈룸 30g, 그린피스 20g, 카레가루 작은술 1/3, 기름작은술1, 소금 작은술 1/4, 후추 조금, 파세리 가루 조금.

만드는 법

[1] 양파, 피망, 당근은 다지고 맛슈룸은 얇게 썬다.

[2] 후라이팬에 기름을 둘러 달구어서 [1]의 야채를 볶는다. 이어서 밥, 참치, 그린피스를 넣어 볶고 카레가루, 소금, 후추를 뿌려 간을 한다.

[3] 접시에 담고 파세리를 뿌린다.

임산부 당뇨병 식이요법

당뇨병 환자가 임신했을 경우, 또 임신한 뒤 당뇨병이 생긴 경우도 바른 요법으로 건강한 아기를 출산할 수 있는 시대가 되었다. 식이요법만으로 충분한 컨트롤을 할 수 있는 경우와 인슐린 요법과 양립하여 임산부의 몸과 태아를 신중하게 관리하면서 출산을 맞이해야 할 경우가 있다. 어느 경우에나 전문의의 지도를 받아 식사의 섭취량을 정해야 한다.

당뇨병 임산부의 식사는 단백질을 다소 많이 섭취한다

당뇨병은 칼로리를 억제해야 한다. 그러나 임산부는 건강한 아기를 낳기 위해서는 칼로리를 다소 많이 섭취해야 한다. 태아의 발육을 위해 1일 80g의 양질의 단백질(육류, 생선, 계란, 유제품, 콩제품)을 100g 정도까지 늘릴 필요가 있다.

당질, 비타민, 미네랄도 듬뿍 섭취한다

당질은 1일 최저 100g은 필요하다고 하지만, 임산부의 경우에는 1일 250~300g이 적당하며 쌀, 보리, 감자, 빵, 면류가 그에 적당하다. 또 그에 맞추어 비타민, 미네랄도 많이 섭취한다.

평상 임산부 체중을 넘지 않는 칼로리를

임신 전기는 150KCal, 임신 후기에는 350KCal, 수유기에는 700KCal로 각각 섭취량을 늘린다. 어느 경우에나 의사의 진찰에 따라 섭취량을 정한다.

고기를 채운 피망

173kcal

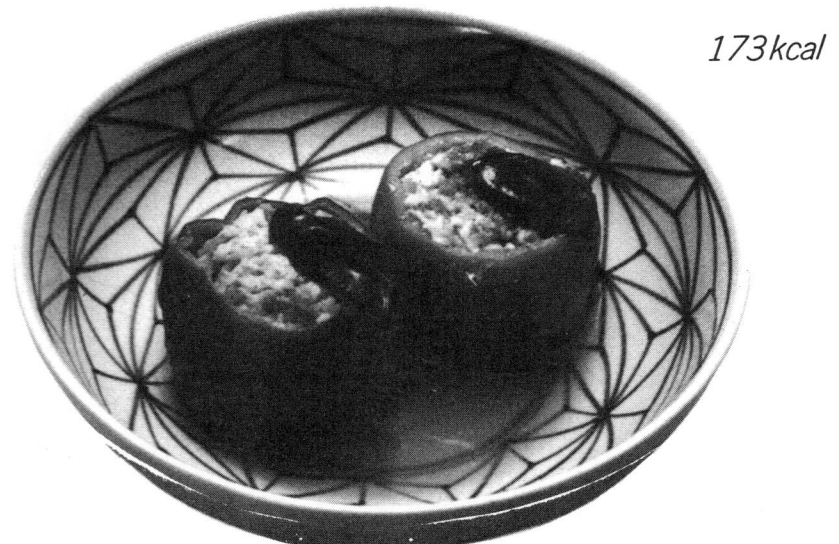

단백질을 다소 많이 사용한 임산부에게 적합한 메인 요리이다.

재료 피망 80g, 소고기 간 것 40g, 카티지 치즈 40g, 양파 20g, 당근 20g, 소금 작은술 1/5, 후추 조금, 물 1/4컵, 고형 스프 1/2, 토마토 케찹 큰술 1

만드는 법

[1] 피망은 꼭지 부분을 제거하고 씨를 빼낸다.

[2] 쇠고기 간 것에 카티지 치즈, 양파, 당근 다진 것을 넣고, 소금, 후추를 잘 섞는다.

[3] [1]의 피망에 [2]를 잘 넣고 냄비에 넣는다. 물, 스프를 넣고 속까지 익도록 찐다.

[4] 그릇에 담고 위에 토마토 케찹을 뿌린다.

닭고기와 야채 철판구이

재료 닭고기(가슴살) 60g, 양파 20g, 생강즙 약간, 메추리알 25g (약 3개), 생표고버섯 30g, 양파 30g, 간장 작은술 1, 기름 작은술 1, 깻잎 2장.

만드는 법

[1] 닭고기에 양파(20g) 다진 것. 생강즙을 넣어 섞어 손바닥으로 둥글게 빚는다.

[2] 메추리알은 삶아 껍질을 벗긴다. 생표고버섯은 칼집을 낸다.

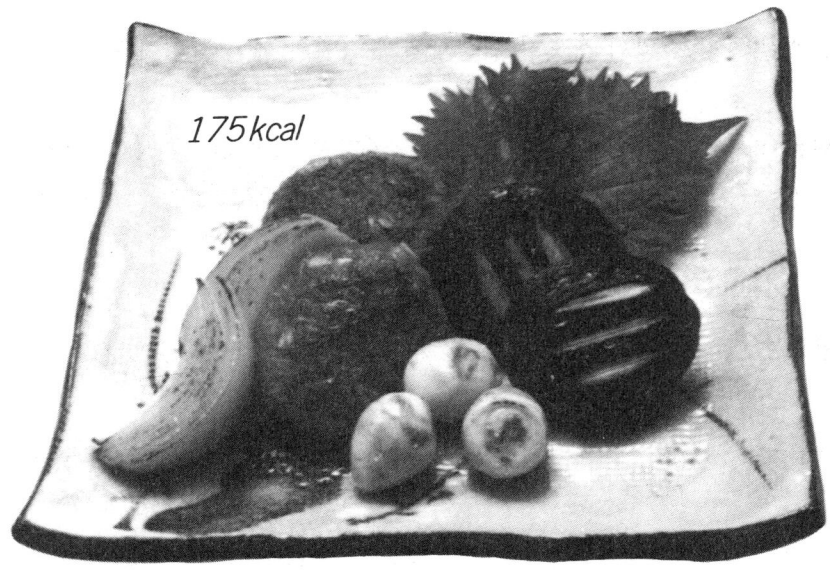

③ 후라이팬에 기름을 넣어 달군다. ①의 닭고기를 양면을 뒤집으면서 굽는다. 이어서 ②의 재료를 굽고 마지막으로 간장을 뿌려 색이 날 정도로 굽는다.

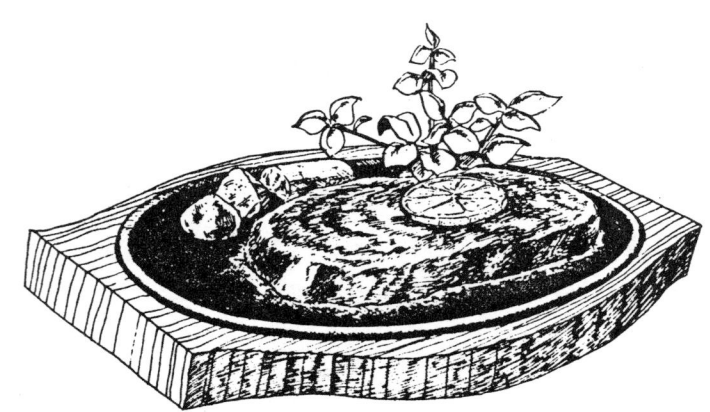

고혈압과의 합병 식이요법

당뇨병과 고혈압 합병으로 고민하고 있는 사람은 의외로 많아서 나이가 듦에 따라(40세 이후) 합병률도 높아진다.

당뇨병 식이요법과 거의 같은 식단으로 하루 섭취 칼로리양을 변경시키지는 않지만 혈압을 내리기 위한 감염(減鹽)은 단단히 지켜야 한다. 다소 개인차는 있지만 1일 7g을 기준으로 식단을 짜도록 하자.

신맛과 향으로 염분을 1g 정도로 줄인 맛있는 요리이다.

닭가슴살 샐러드

재료 닭고기 가슴살 60g, 당근 20g, 데친 죽순 30g, 피망 30g, 숙주 20g, 볶은 깨 작은술 1, 된장 큰술 1/2(식염의 양 1g), 식초 큰술 1, 설탕 작은술 1/2.

만드는 법

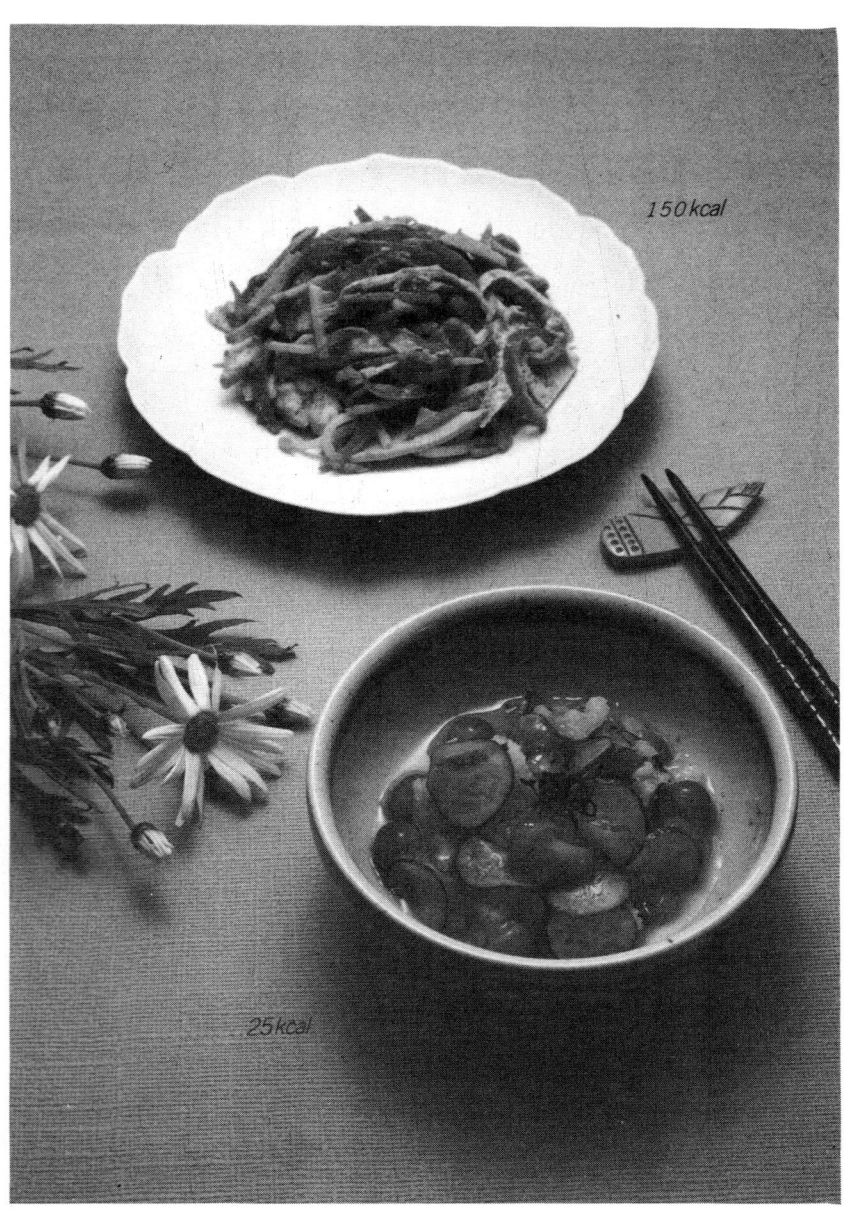

1 닭고기 가슴살을 쪄 살을 발라낸다.
2 데친 죽순, 피망은 데쳐 채 썰고, 숙주도 마찬가지로 데쳐 낸다. 당근은 4cm 길이로 채썬다.
3 절구에 깨를 넣어 빻아 된장, 식초, 설탕을 넣어 씻는다.
4 가슴살, 야채를 3에 넣고 살짝 섞어 그릇에 담는다.

어드바이스

염분은 최대한으로 작게, 또 무염(無鹽)일 경우는 식초 대신 레몬 등의 즙을 사용하면 좋다.

버섯 무즙 무침

재료 버섯 1/2봉, 무 간 것 70g, 오이 30g, 식초 작은 술 1 (레몬즙이라도 좋다). 간장 작은술 살짝 1 (식염의 양 0.8g), 설탕 작은술 1/2.

만드는 법

1 오이는 얇고 동그랗게 썰고 무는 갈아 가볍게 짠다.
2 버섯은 재빠르게 씻어 채반에 받쳐 물을 뺀다.
3 무 간 것에 조미료를 넣어 맛을 낸다. 그 속에 오이와 2의 버섯을 넣어 가볍게 섞어 그릇에 담는다.

어드바이스

설탕을 삼가하는 사람은 인공 감미료를 써도 좋다.

버섯 대신 미역을 사용해도 좋다. 단, 미역은 잘 씻어 염분을 충분히 제거한 다음 사용할 것.

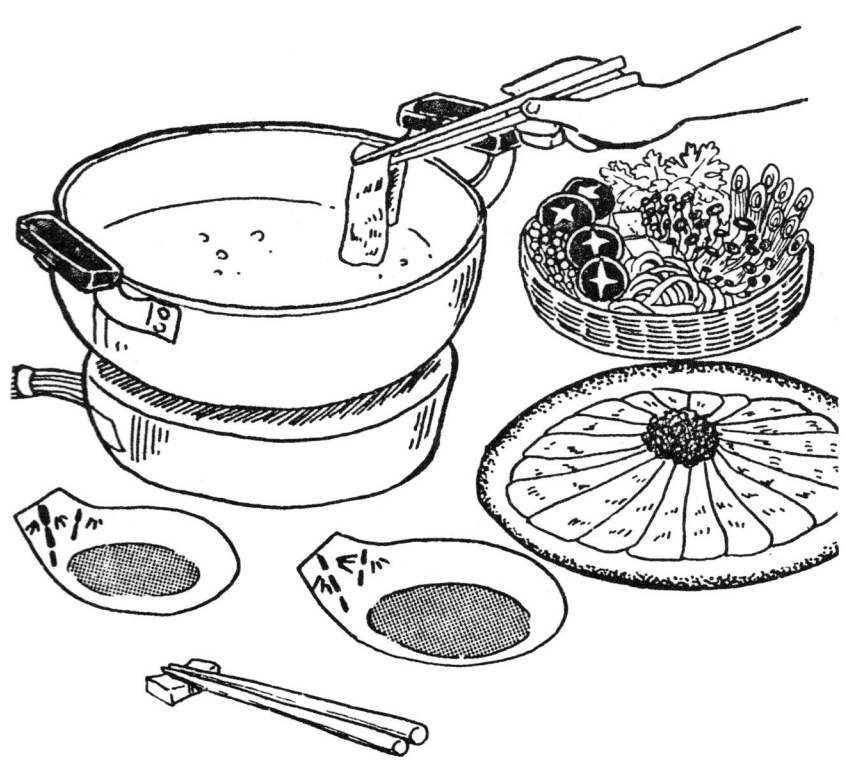

신장병(腎臟病)과의
합병 식이요법

　당뇨병 환자 중에는 신장병과의 합병으로 고민하고 있는 사람이 20%에 가깝다. 단백뇨, 부종, 고혈압을 동반하는 경우가 많고, 오랫동안의 당뇨병이 신동맥 경화(腎動脈硬化)를 촉진시키기 때문이라고 일컬어지고 있다.
　식이요법에는 비교적 아미노산이 높은 양질의 계란, 흰살 생선, 두부 등을 주로 사용한다. 부종이 있을 경우에는 증상에 따라 무염 6g 내지 10g 까지 식염을 제한하고, 그에 따라 수분도 제한된다.
　모두 의사의 지시에 따라 섭취량과 식단을 만든다.

두부 볶은 계란 시금치 무침

양질 단백질(계란과 흰살 생선)을 사용한 염분이 적은 요리이다.

재료 계란 1개, 두부 50g(1/5모), 시금치 70g, 당근 20g, 소금

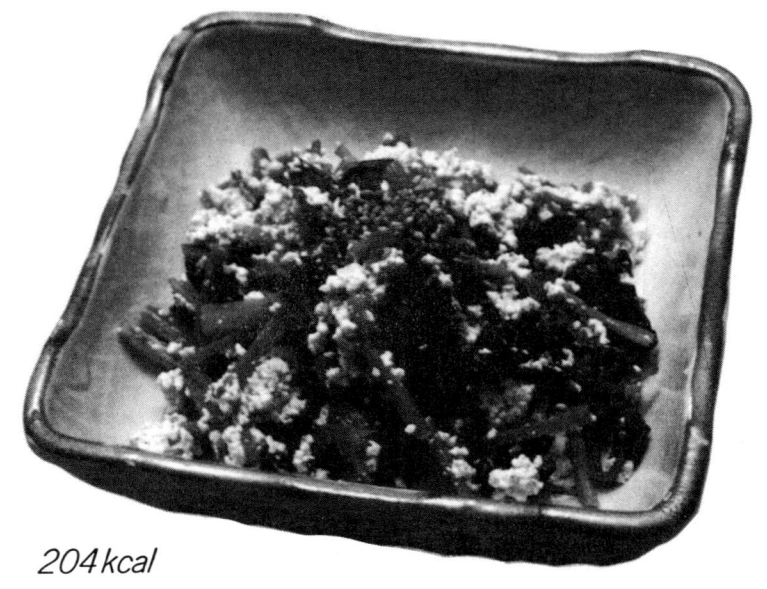

204kcal

작은술 1/6(0.8g), 미림 작은술 1/2, 인공 감미료 적당량, 볶은 깨 작은술 1/2, 기름 작은술 1.

만드는 법

1 계란은 풀고 두부를 으깨서 넣어 섞는다.

2 작은 냄비에 기름을 둘러 달구어 1의 재료를 반숙 정도로 볶는다.

3 시금치는 데쳐 3cm 길이로 썰고 당근은 부드럽게 데쳐 채 썬다.

4 2의 재료에 소금, 미림으로 맛을 내고 3의 재료를 넣어 무친다.

5 그릇에 담아 볶은 깨를 뿌린다. 표 3의 1.5단위 염분 0.8g

어드바이스

무염식(無鹽食)의 경우는 식초 작은술 1로 맛을 내면 좋다.

흰살 생선 파피욧트

재료 흰살 생선(도미, 넙치의 경우 80g, 메르르사의 경우 100g을 사용), 맛슈룸 20g, 샐러리 30g, 파세리 5g, 레몬 조각 1개, 로리에 1개, 와인 작은술 1, 소금 작은술 1/6(0.8g), 버터 작은술 1, 파라핀지 사방 25cm 2장.

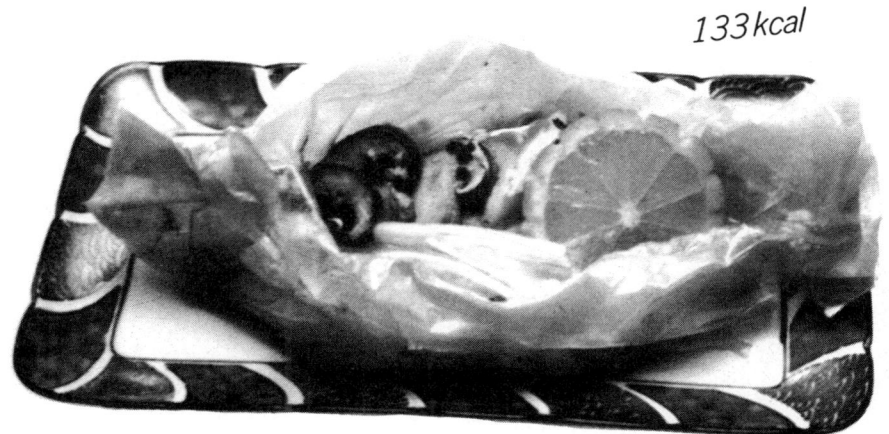

133 kcal

만드는 법

1 흰살 생선에 와인을 뿌려 10분 정도 둔다.

2 맛슈룸은 얇게 썰고 샐러리는 채 썬다.

3 파라핀지를 두 장 겹쳐 놓고 안쪽 부분에 버터를 바른다. 1의 생선을 놓고 2의 야채, 레몬 썬 것, 로리에, 파세리 가루를 위에 얹는다.

④ ③에 소금을 뿌려 싸 200도의 오븐에서 10분 정도 굽는다. 표3 1단위 염분 0.8 g.

어드바이스
무염식의 경우는 레몬 조각을 많이 사용하면 좋다.

소재를 살린 엷은 맛의 요리를

당뇨병이라도 염분을 지나치게 섭취하면 고혈압이나 동맥경화 등을 합병하게 된다. 당뇨병 요양식의 경우는 1일 10 g 이하, 평균적으로 8 g 정도의 염분 섭취가 이상적이라고 하지만 고혈압, 심장병, 동맥경화가 있는 사람은 5 g 까지로 내린다.

염분을 줄여 엷은 맛으로 하면 음식물의 소재가 살아나서 색다른 맛이 나 맛있는 음식이 된다. 당뇨병이 아닌 사람도 평소에 엷은 맛을 즐기는 습관을 갖도록 하자.

✶염분을 줄이고 신맛을 살린 마리네 생채 등은 호박, 레몬 등의 맛을 두드러지게 한다.

✶고기나 생선 등은 향신료나 향료를 사용하면 염분이 적어도 맛있게 먹을 수 있다.

✶다시국물로 맛을 내도록 하자. 다시마나 가다랭이, 말린 표고버섯, 고기 국물, 스프를 사용해서 소재를 조절한다.

엷은 맛에 익숙해지는 것은 다른 성인병을 예방하는 것도 되는 것이다.

제2부

당뇨병 예방과 치료를 위한
의사의 어드바이스

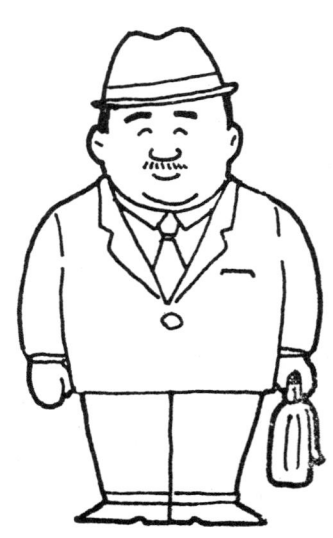

1. 당뇨병이란

 당뇨병이 어떤 병인지 알리기 위해 당뇨병과 인류의 관계 즉, 당뇨병의 역사를 소개하겠다.

 사실 인류가 언제 당뇨병을 앓았는지는 알 수 없지만, 기원전 1500년경, 이집트의 파피루스에 쓰여져 있는 것이 최초의 기록이다.

 기원전 2세기 소아시아에 사는 아레타에우스에는 '당뇨병은 이상한 병으로, 살이나 손·발이 뇨에 녹아 나아가 환자는 뇨를 만드는 일을 잠시도 멈추지 않는다.'라고 기록되어 있다. 이 표현은 당뇨병이 다뇨(多尿)이고 악화되면 금방 쇠약해진다는 것을 나타내고 있다.

 당뇨병 환자의 뇨가 달고, 그 단맛이 당(포도당)이라는 것을 안 것은 18세기가 되어서이다. 19세기가 끝날 무렵 당뇨병은 뇨에 포도당이 장기(長期)에 걸쳐 배설되는 병이라고 해서 극단적인 당분 섭취를 제한하는 치료가 행해지게 되었다.

 20세기가 되어서야 비로소 당뇨병은 포도당의 대사(代謝) 이상(포도당 인용력의 저하)에 의해 혈액중에 포도당(혈당이라고 한다)이 증가하는 것을 알았고, 그 원인이 인슐린 부족에 의한 것임을 안 것은 1940년의 일이다.

　포도당은 신체 속에서는 에너지로서 중요한 역할을 한다. 특히 뇌는 포도당이 없으면 신경 세포의 기능이 현저하게 저하된다. 식사를 하면 장에서 포도당이 흡수되어 간장으로 옮겨져 글리코겐이 되어 축적되고, 또 지방조직 속에 지방으로서 축적된다.

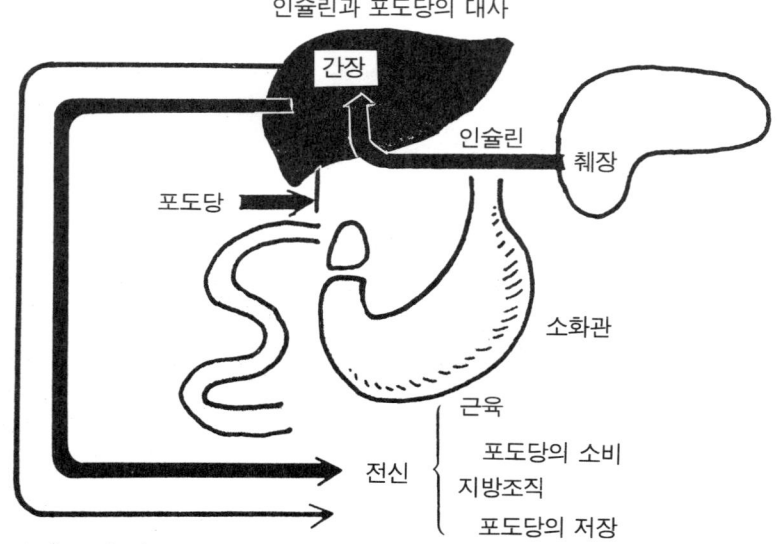

인슐린과 포도당의 대사

　우리들이 활동할 때 이렇게 축적된 포도당이 혈액속으로 보내지는데 이런 포도당(혈당)의 농도를 조절하는 작용을 하는 것이 췌장에서 나오고 있는 인슐린이라는 호르몬이다.

　식후 혈당이 높아지면 인슐린이 나와 혈당이 내려가는데, 이런 작용이 나빠져 인슐린이 부족한 경우가 당뇨병이다.

　당뇨병에는 20세 전에 일어나는 마르는 타입(대부분의 경우 인슐린을 주사할 필요가 있다)과 성인 후에 일어나는 비만 타입 2종류가 있는데, 양쪽 모두 식이요법이 필요하다는 점에서는 다름이 없다.

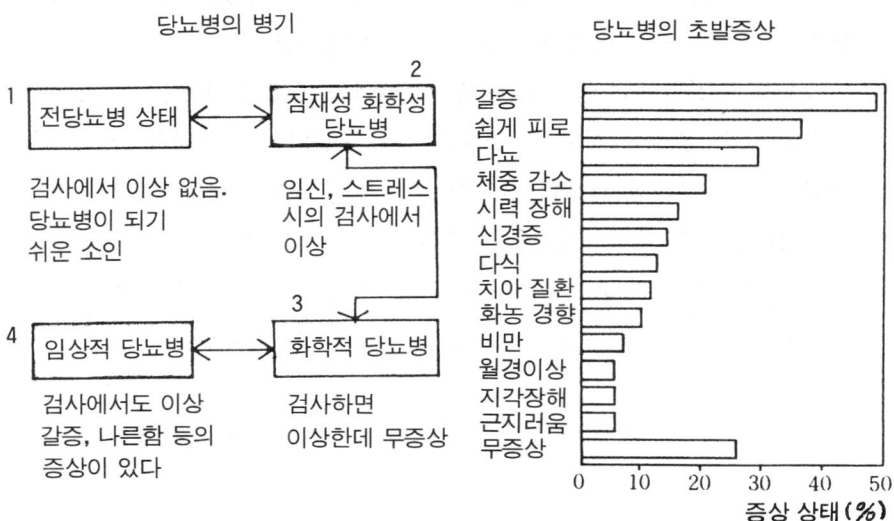

 당뇨병에 걸렸을 때 처음으로 느끼게 되는 증상은 목이 마르고 쉽게 피로하며 소변양이 많고 체중이 줄고 눈이 흐려지는 것 등인데, 증상이 전혀 없는 경우도 많으므로 방심할 수는 없다. 그러나 최근에는 직장이나 지역 건강진단으로 뇨당을 지적해 주어 조기에 병원을 찾는 경우가 늘고 있다.
 뇨당이 나오면 당뇨병일 가능성이 높은데, 여기에서 뇨당이 나오는 과정에 대해 설명해 보겠다. 건강인의 혈당은 아침 식사전에 $100mg/dl$ 이하이고 식사를 하면 $140mg/dl$ 정도까지 상승한다. 이것이 당뇨병이 되면 아침 식사 전 공복(空腹) 때의 혈당, 식후의 혈당이 모두 높아진다. 혈당이 $160mg/dl$ 이상이 되면 바로 측면에 구멍이 뚫린 양동이처럼 혈당은 신장에서 뇨로 흘러나가 뇨당이 된다.

이것으로 알 수 있듯이 아침 식사 전의 혈당이 100mg/dl 이상이라도 160mg/dl 을 넘지 않으면 뇨당은 생기지 않는다.

당뇨병의 진단에는 당부하(糖負荷) 시험을 하고 있다. 현재는 포도당 75g 을 녹인 물을 마시고 그 전후에 채혈(採血)하여 혈당을 측정한다. 다음 그림의 정해진 치보다 혈당이 높으면 당뇨병이 된다. 내당능 저하(耐糖能低下)란 당뇨병이라고는 할 수 없지만, 정상도 아닌 경우를 가리키는데, 식사나 생활의 주의는 당뇨병과 마찬가지로 실시할 필요가 있다. 적어도 매년 1회는 당부한 시험을 받는 편이 좋을 것이다.

최근에는 혈당치나 당뇨만이 아니고 글리코헤모글로빈(또는 헤모글로빈 A_1)을 당뇨병 진단이나 컨트롤의 좋고 나쁜 판정에 이용하는 경우가 많아졌다.

혈당치는 식사 등의 영향으로 하룻동안에도 변동이 크지만, 적혈구 속에 있는 헤모글로빈에 포도당이 결합되어 오랫동안 혈당치가 높으면 그 결합률이 높으므로 1~2개월의 혈당 상태를 측정할 수 있는 것이다.

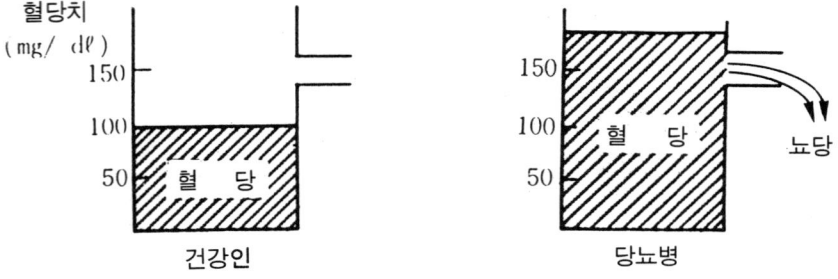

당뇨가 나오는 상황

75g당 부하 시험(負荷試驗)에 의한 판정 기준치

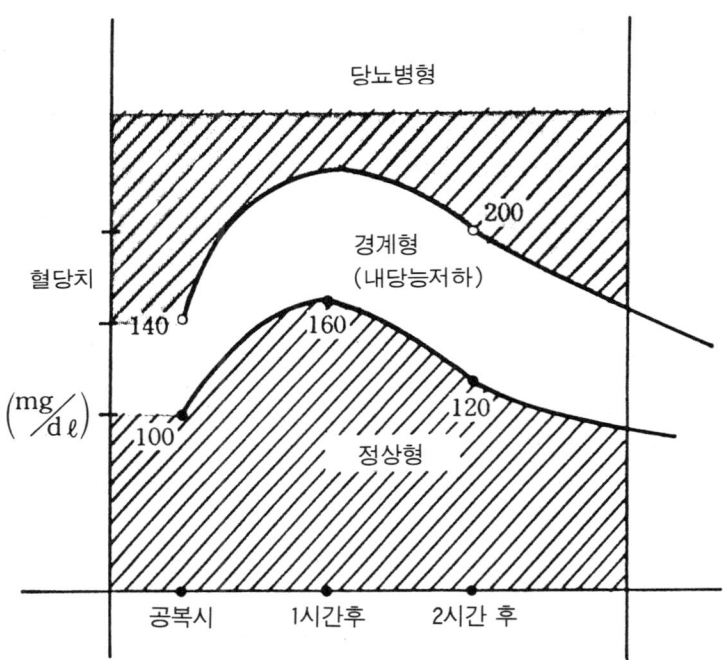

'당뇨병 학회 당뇨의 진단에 관한 위원회'에 의한
주1. 정맥혈장의 혈당치이다.
 2. 1시간 후의 혈당치는 당뇨병이라는 판정에는
    반드시 필요하지 않다.

글리코 헤모글로빈

정상 또는 컨트롤양 6~8%

당뇨병 또는 컨트롤 불량 8% 이상

2. 당뇨병의 합병증

당뇨병은 혈당치가 높아질 뿐만 아니라 합병증을 일으키는 것이 큰 문제이다. 합병증은 혈당이 높을수록 나타나기 쉽다고 일컬어지고 있고, 혈당을 정상화하는 것이 최선의 치료법이다.

혈당이 높아지면 동맥이 여러 가지의 변화 장해를 일으키게 된다.

우선 비교적 굵은 혈관에서는 콜레스테롤이 부착되어 동맥경화(動脈硬化)가 진행된다. 당뇨병에서 혈중 클레스테롤이나 중성 지방이 증가되는 경우가 많아 동맥경화를 한층 촉진시킨다고 일컬어지고 있다.

뇌의 동맥에 일어나면 뇌저동맥경화(腦底動脈硬化)나 뇌경색(腦梗塞)의 원인이 되고, 심장의 동맥(관동맥)에 일어나면 협심증(狹心症)이나 심근경색(心筋梗塞)의 원인이 된다. 또 전신의 동맥에 미치므로 그 결과 고혈압이 되는 경우가 많다.

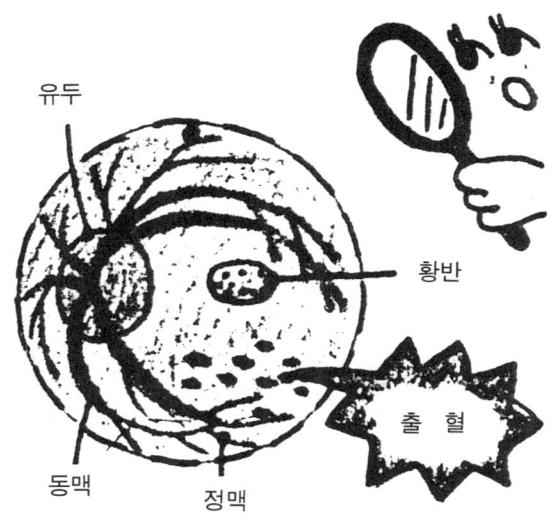

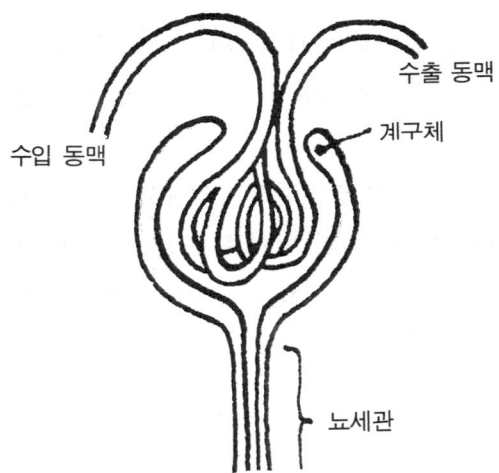

당뇨병에서는 이런 동맥경화에 의한 뇌나 심장의 혈관 장해 때문에 사망하는 경우가 건강한 사람 보다 몇 배에 가깝다는 통계가 있다.

이외에 일어나기 쉬운 합병증으로 망막증(網膜症), 신증(腎症), 신경증 3가지가 있다.

망막증이란 눈에서 스크린 역할을 하고 있는 망막 혈관에 작은 동맥류(혈관의 혹)가 생겨 이것이 터져 안저출혈(眼底出血)을 일으키기도 하고 혈액순환이 나빠져 부종을 낳고, 그 때문에 망막 박리가 생겨 시력이 저하되거나 실명(失明)에 이르는 원인이 되는 것이다. 실명의 원인으로 옛날엔 외상(外傷)이나 녹내장(綠內障) 등이 많았으나 현재는 당뇨병성 망막염이 많아지고 있어 주의해야 할 합병증이다. 백내장도 당뇨병에서 일어나기 쉽고 수술(수정체 적출)이 필요해진다.

신장은 혈액 중의 노폐물을 뇨 속으로 여과하는 작용이 있고 그 여과기에 상당하는 것을 계구체(系球體)라고 한다. 당뇨병이 악화되면 이 여과기의 결이 정밀하지 못해 원래대로라면 뇨 중으로 내보내지 않는 단백질이 나가 버려(단백뇨) 그 양이 많아지면 혈액중의 단백이 적어지는 네프로제가 된다. 반대로 여과되어야 할 노폐물이 나오게 되면 신부전(腎不全)이 되고, 경우에 따라서는 인공 수척(人工透析)이 필요하게 된다.

당뇨병에서는 신경 특히 말초신경이 장해를 받기 쉬워 신경증이라고 불리우고 있다. 의사에게 가면 망치로 무릎을 쳐 반응이 있나 없나를 보게 되는데(반사라고 한다), 당뇨병이 생겼을 때는 발의 신경에 이상이 생기기 때문에 반사가 없어진다. 또 손발 끝의 감각이 둔해지거나 저리는 경우도 있다.

심장이나 위장 등의 내장은 자율신경이 작용하고 있는데, 당뇨병에서는 이 자율신경에도 이상이 생긴다. 예를 들면 심장에서는 보통이라면 운동에 따라 맥박도 증가되는데 자율신경에 장해가 있으면 그 증가가 불충분해진다. 또 위장 작용이 나빠져 먹는 것이 위에서 장으로 잘 나가지 않게 되고 설사나 변비가 반복된다.

또 세균이나 바이러스에 대한 저항력이 저하되므로 기관지염이나 폐렴, 맹장염 등에 걸리기 쉬워지고 발에 상처를 입어도 잘 낫지 않고 경우에 따라서는 피부가 짓무르고 궤양에 걸리게 된다.

이와 같이 당뇨병은 방치하면 신체의 모든 곳에 합병증이 일어나는 병이다. 그러나 일찍 알아차리고 일찍 치료하면 결코 무서운 병은 아니다.

3. 당뇨병은 왜 일어나는가

　당뇨병은 이제까지의 연구로 유전성 병이라는 것을 알았다. 한쪽 부모가 당뇨병이면 25%, 양친 모두이면 72%의 자녀가 당뇨병이 된다는 조사도 있다. 그러나 당뇨병 그 자체가 유전되는 것은 아니다. 당뇨병의 소인(素因), 즉 당뇨병에 걸리기 쉬운 체질이 유전되는 것이다.
　보통 이 당뇨병 소인 체질이 있는 것만으로는 당뇨병이 되지 않는다. 당뇨병이 되는 결정적 발병인자가 필요하고 과식에 의한 비만, 알콜, 다음으로 세균이나 바이러스 감염, 임신, 정신적 스트레스, 갑상선 기능 항진, 그 외 많은 병이 이에 해당한다.

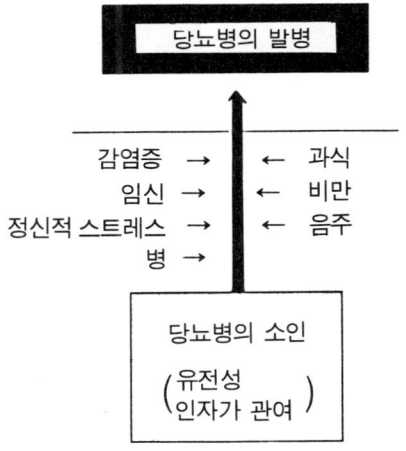

　당뇨병의 소인이 있어도 이런 발병 인자(發病 因子)와 만나지 않으면 당뇨병이 되지 않는다. 또 일단 당뇨병이 되어도 이런 발병 인자를 제거할 수 있으면 혈당은 저하되고, 악화를 막으며 당뇨병도 일어나지 않게 된다.

당뇨병이 되기 쉬운 소인은 유전적인 것이므로 제거할 수는 없지만 발병 인자를 피하면 발병하는 경우도 없고, 일상적인 사회 생활을 쾌적하게 보낼 수 있다. 이것이 당뇨병 치료의 목적이다.

근년엔 당뇨병 환자수가 증가되고 있다고 한다. 현재는 제2차 세계대전 중이나 직후의 식량난 시대와 비교하면 식료품은 길에 넘치고 음식물에 전혀 부자유스러움이 없다. 기계화, 전기화, 자동차화, 또 컴퓨터화로 운동량도 대폭으로 감소되고 있고 비만자가 증가하고 있다. 우리들의 일상 생활 주위에는 발병 인자가 넘치고 있다고 해도 과언은 아니다.

4. 당뇨병의 치료

당뇨병의 치료에는 식이 요법, 운동 요법, 약물 요법 3가지가 있다. 그 중에서도 식이 요법과 운동 요법이 기본이고, 이 2가지를 바르게 실행하면 대부분의 사람은 당뇨병의 상태가 좋아진다. 이것을 '당뇨병을 컨트롤 한다'라고 한다.

약물 요법은 식이·운동 요법을 바르게 실행해도 컨트롤 되지 않는 경우에 비로소 실시한다. 단, 당뇨병성 황혼이나 인슐린이 절대적으로 필요한 약년성 당뇨병의 경의는 예외로, 반드시 약물 요법을 받아야 한다.

식이 요법

식이 요법은 당뇨병 치료에 필수이다. 식이 요법도 실시하지 않고 운동·약물 요법을 실시해도 그것은 당뇨병의 치료는 되지 않는다.

식이 요법의 기본은 2가지이다.

하나는 1일 섭취하는 총에너지의 양을 정해 놓고 그것을 지키는 것. 또 하나는 편중되지 않는 식생활을 하는 것, 이 두 가지이다.

당뇨병은 앞에서 서술했듯이 혈당치를 내리는 작용을 지닌 인슐린이 부족한 상태이다. 특히 성인형 비만형 당뇨병에서는 먹은 에너지 양을 처리하는 인슐린이 부족한 것으로 신체에서 분비되는 인슐린에 맞게 먹어야 한다. 지나치게 먹으면 그렇지 않아도 부족한 인슐린이 더더욱 부족해지고, 혈당치가 상승되어 당뇨병이 악화되어 버린다.

반대로 먹는 양이 지나치게 적은 것도 당뇨병에는 나쁘고 영양실조가 된다. 옛부터 자주 '건강의 비결은 배의 8할 정도로 먹는 것'이라고 일컬어졌는데, 이것은 당뇨병의 식이 요법에도 적용되는 것이다.

즉, 매일 적당한 에너지의 섭취가 필요한 것이다. 그 섭취량은 보통 표준 체중에 노동 에너지의 양을 곱해서 산출되고 있다.

표준 체중(kg) = (신장(cm) − 100) × 0.9

노동 에너지 양이란 다음 표와 같이 예를 들면, 사무직인 경작업(輕作業)에 종사하는 신장 165cm인 사람이라면 (165−100)×0.9=58.5kg, 30킬로 칼로리×58.5=1775 킬로 칼로리로, 1775킬로 칼로리가 1일 필요 섭취 에너지가 되는 것이다.

표준 체중당 섭취 칼로리　　1단위=80킬로 칼로리

	KCal / kg
경작업	25~30
중등도 작업	30~35
중작업	35~

그러나 현실적으로는 1일 1775Kcal의 식사를 하라고 해도 대부분의 사람이 실행 불가능한 것이다. 그래서 당뇨병 학회에서는 80킬로 칼로리를 1단위로 해서 식이 요법을 이해하기 쉽게 설명한 「당뇨병 치료를 위한 식품교환표」(당뇨병 학회편)라는 책을 시판하고 있다. 1775 킬로 칼로리는 22 단위에 상당하는 것이 된다. 식이 요법에는 이 '단위'를 사용한다. 잘 기억해 두기 바란다.

1일 섭취 칼로리가 정해지면 다음은 균형이 잡히도록 식사를 연구해야 한다. 당이 나오면 당분이나 밥을 일체 입에 대지 않거나 또 고기나 생선류를 먹지 않고 야채만 먹는다고 해서 그것이 식이 요법이 되는 것은 아니다.

식품 교환표에 의한 총에너지양별 식품 구성예

		15 단위 (1200kcal)	20 단위 (1600kcal)	23 단위 (1800kcal)
표1	곡류, 감자, 콩	6	9→(11)	12 →(13)
표2	과일	1	1	1
표3	고기, 생선, 계란	4	5→(4)	5
표4	유류	1.4	1.4	1.4
표5	유지	1	2→(1)	2→(1)
표6	야채, 해조	1	1	1
부록	조미료	0.6˙	0.6	0.6

(주) 15단위의 식품 구성을 '기초식'이라고 한다.

식품의 3요소라고 일컬어지는 당질, 단백질, 지질 분배는 물론이고 비타민, 미네랄의 섭취에도 주의를 기울일 필요가 있다. 일반적으로 1일 섭취 에너지는 당질 약 55%, 단백질 15~20%, 지질 20~25%로 배분하는 것이 좋다고 되어 있다.

그리고 아침, 점심, 저녁 세 끼에 균등하게 나누도록 하자.

아침 식사를 전혀 하지 않거나 저녁 식사에서 반 이상의 에너지를 섭취하는 것은 좋지 않다.

입으로 들어가는 것은 모두 에너지가 된다고 생각하고 계산하기 바란다. 간식(과자류)은 당질류가 많아 의외로 많은 에너지를 섭취해 버릴 뿐만 아니라 간식 후의 식사 때 식욕이 없어져 결과적으로 단백질이나 지질 섭취가 줄어들므로 먹지 않도록 하는 편이 좋을 것이다.

주류 등의 알콜류도 에너지가 되어 1g이 7킬로 칼로리로 계산된다. 마시기 시작하면 그만 도를 지나쳐 당의 대사에도 악영향이 있으므로 원칙적으로 금지한다. 자주 '소주는 나쁘지만 위스키라면 괜찮다'라고 말하는 사람이 있는데, 내용은 같은 알콜이므로 당뇨병에 대해서는 같은 적이다.

운동 요법

운동 요법은 식이 요법과 병행하여 실시하는 것이 당뇨병 치료의 대원칙이다. 따라서 운동 요법을 하지 않는 것은 당뇨병의 치료를 게을리하는 것이다.

운동 요법이 어째서 당뇨법을 치료하는지 사실 분명한 것은 알려져 있지 않다. 운동을 해도 인슐린의 양은 증가되므로 인슐린과는 무관하고 근육에서 당이 이용되고 있는 것이 아닌가라는 생각이 되고 있다. 운동을 하면 근육이 생기고 혈액 순환이 좋아지며, 심장이나 폐도 강해지므로 동맥경화의 예방이나 스트레스 발산도 된다.

운동 요법의 원칙은 일정한 운동량을 매일 규칙적으로 계속해서 실시한다라는 것이다. 또 운동의 내용도 과격한 것이 아니고 지속적인 운동이 좋다고 되어 있다. 이점에서 주말에만 하는 골프나 테니스는 레크레이션이지 당뇨병의 운동 요법으로서는 바람직하지 않다. 또 매일 계속해서 실행하기 위해서는 혼자서도 할 수 있는 운동이 좋다.

그런 뜻에서 산책, 조깅, 줄넘기, 자전거 타기, 체조 등이 당뇨병에 어울리는 운동이라고 할 수 있다. 산책이라고 해도 어슬렁 어슬렁 걷는 것으로는 의미가 없고, 1분 간에 60~90m 정도의 속도로 적어도 15분 이상 계속할 필요가 있다. 속보의 이 점은 일상 생활 중에 실시할 수 있다는 점이다. 통근 왕복시 또는 쇼핑을 하면서 운동 요법을 명심하면 좋은 것이다.

그러나 고혈압, 심장병, 간장병, 신장병, 관절 장해, 시력 장해 등이 있을 경우에는 의사의 지시에 따른 운동을 실시해야 한다. 또 합병증이 없어도 처음부터 갑자기 과격한 운동을 하면 단순한 피로이므로 서서히 강도를 올려가는 것이 좋을 것이다.

약물 요법

약물 요법에는 경구제와 인슐린을 이용하는 방법이 있는데 의사의 지시에 기반을 두어야 하고 자기 멋대로 실시해서는 절대로 안된다.

인슐린 주사를 필요로 하는 약년성(若年性) 당뇨병 환자 이외엔 우선

식이 요법, 운동 요법을 실시하고 그래도 혈당 컨트롤을 할 수 없을 경우에 비로소 약물 요법을 실시하는 것이 보통이다.

약물 요법에서 주의해야 할 것은 저혈당인데, 이것은 경구제 복용 후에나 인슐린 주사 후 식사를 섭취하지 않았을 때 약물이 지나친 효과를 내어 오히려 혈당치가 내려가므로 심할 경우에는 저혈당에 의한 혼수 상태에 빠진다.

경구제 복용, 인슐린 주사를 지시 받은 경우는 의사에게 주의사항을 잘 들어 두도록 해야 한다. 또 당뇨병 카드를 항시 휴대하고 곤란할 때의 연락처 등을 기입해 두면 좋을 것이다.

5. 당뇨병과 걷는 생활

당뇨병은 치료한다고 낫는 병은 아니다. 안타깝게도 평생 함께 하는 것이다. 당뇨병과 '사이좋게' 지낸다라는 생각이 좋을 것이다.

자각 증상(自覺症狀)이 없다고 해서 안심하지 말고 하루하루의 생활을 규칙적으로 하도록 노력하자. 식이 요법이나 운동 요법을 혼자서 계속하는 것은 무척 힘든 일이지만 당뇨병이라는 것을 숨기면 술자리나 식사 자리를 거절할 수 없게 된다. 직장에서는 당뇨병이라는 것을 선언하고 자신의 식사·운동, 건강한 생활이 되도록 주위 사람들의 협력을 구하도록 하자.

혈당 컨트롤의 이상 원인은 대부분이 과식과 비만 및 음주이다. 공복 때는 야채를 많이 섭취하고 식사 때는 작은 접시를 쭉 늘어놓고 눈으로 즐기면서 먹도록 연구하는 것이 좋을 것이다.

여성의 경우는 또 임신·출산이라는 큰 일이 있는데 혈당 컨트롤만 잘 되면 걱정할 것은 별로 없다.

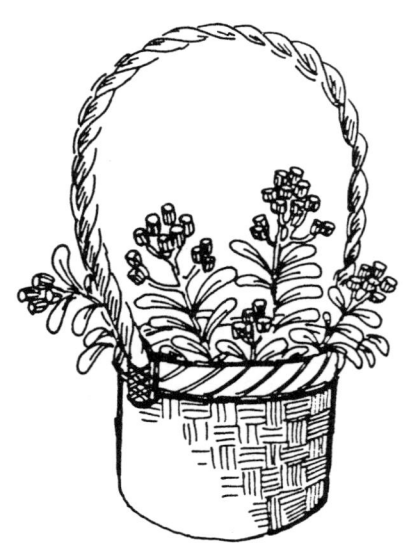

□건강 유지를 위해서는
균형 잡힌 식사를 한다

당뇨병이든 아니든 건강한 신체를 유지하는 것은 중요한 일이다. 그것은 우선 몸에 필요한 영양소를 잘 섭취하는 것에서부터 시작된다.

각 영양소의 포인트

✷ 단백질

표준 체중 1kg당 1~1.5g은 섭취하도록 하자. 그중 1/3의 양은 동물성인 것을 섭취한다. 고기, 생선, 계란, 우유 등의 식품은 1일 식단에 반드시 넣자.

✷ 당질

당뇨병의 경우 상당히 제한되지만 그대로 1일 최저 100~150g의 섭취는 필요하다고 되어 있다. 쌀, 빵, 감자류, 면류 등이 그에 해당한다.

✷ 지방

단백질이나 당질의 2배 이상 고칼로리를 내므로 그들의 관련에 주의하여 섭취량을 정하는데 1일 40g 전후를 섭취량으로 한다. 적어도 70g까지는 넣는 것이 중요하다. 이 40g 중 30g의 지방은 고기, 생선,

계란, 우유 등 식품에 함유되어 있으므로 나머지 10~15g 정도를 조리에 사용한다. 샐러드, 튀김기름, 버터, 마아가린 등이 그에 해당한다.

당뇨병의 식사에는 동물성 지방보다 식물성으로 리놀산, 리놀레인산이 많은 불포화지방 (비타민 A,D,E가 많다)을 사용하는 편이 좋다고 일컬어지고 있다.

*비타민

식물에만 함유되어 있으므로 수용성(水溶性)인 것(B C,D군)과 지용성(脂溶性)인 것(A, D, E, F, K)이 있다.

수용성인 것은 한번 많이 섭취해도 필요 이상은 뇨가 되어 배설되어 버린다. 몸 속에 축적해 놓을 수가 없으므로 매일 섭취하는 것이 필요하다. 지용성의 경우는 다소 많이 섭취해도 체내에 축적된다는 이점이 있다.

비타민이 풍부한 야채는 1일 300g을 기준으로 섭취하는 것이 이상적으로, 녹황색 야채(캐로틴 등이 많다)를 100~150g, 담색 야채(당질이 다소 많다)가 200g이라는 비율이 된다. 녹황색 야채만은 다소 많이 섭취해도 좋지만 담색 야채는 200g 정도로 제한하도록 하자.

*미네랄

비타민과 마찬가지로 중요한 영양소이다. 뼈나 이에 필요한 칼슘, 혈액에 필요한 철, 요오드 등은 작은 생선, 우유, 미역, 버섯류로 비교적 칼로리가 적은 것에 함유되어 있다. 특히 해조류는 칼로리가 없으므로 당뇨병으로 정해진 저칼로리 섭취의 경우, 공복감을 없애기 위해서도 좋다고 일컬어지고 있다. 게다가 미네랄이 매우 풍부한 식품이다.

|판권|
|본사|
|소유|

당뇨병 예방과 치료요양식

2016년 11월 20일 인쇄
2016년 11월 30일 발행

지은이 | 현대건강연구회
펴낸이 | 최 상 일

펴낸곳 | 태 을 출 판 사
서울특별시 중구 동화동 52-107(동아빌딩내)
등 록 | 1973 1.10(제4-10호)

ⓒ2009. TAE-EUL publishing Co.,printed in Korea
※잘못된 책은 구입하신 곳에서 교환해 드립니다

■ 주문 및 연락처
우편번호 100-456
서울 특별시 중구 동화동 제52-107호(동아빌딩내)
전화: 2237-5577 팩스: 2233-6166

ISBN 978-89-493-0503-5   13510

太乙·眞華堂에서 펴낸 좋은책

*좋은책은 늘 우리 곁에서 인생을 보람있게 가꾸어갈 수 있도록 도와줍니다.

현대 가정의학 시리즈

- 눈의 피로, 시력감퇴 치료법
- 명쾌한 두통 치료법
- 위약, 설사병 치료법
- 스트레스, 정신피로 치료법
- 정확한 탈모 방지법
- 피로, 정력감퇴 치료법
- 완전한 요통 치료법
- 철저한 변비 치료법
- 완벽한 냉증 치료법
- 갱년기 장해 치료법
- 감기 예방과 치료법
- 불면증 치료법
- 비만증 치료와 군살빼는 요령
- 완벽한 치질 치료법
- 허리·무릎·발의 통증 치료법
- 코 알레르기 치료법
- 어깨결림 치료법
- 기미·잔주름 방지법
- 자율신경 실조증 치료법
- 간장병 예방과 치료영양식
- 위장병 예방과 치료 요양식
- 당뇨병 예방과 치료 요양식
- 고혈압 예방과 치료 요양식
- 간염 예방과 치료 요양식
- 통풍(通風)예방과 치료 요양식
- 심장병 예방과 치료 요양식
- 위궤양·십이지장궤양 예방과 치료 요양식
- 신장병 예방과 치료 요양식
- 동맥경화 예방과 치료법
- 콜레스테롤증가 예방과 치료 요양식

회화 시리즈

- 기초 영어회화
- 기초 일본어회화
- 기초 불어회화
- 기초 독어회화
- 기초 중국어회화
- 기초 서반아어회화
- 기초 러시아어회화
- 기초 아랍어회화
- 기초 생활영어회화
- 기초 5개국어 회화

학습(교육)

- 기초 영어실력 첫걸음
- 40주완성 영어숙어
- 실용 1,800한자
- 실용 3,000한자
- 한자 펜글씨 교본
- 최신 한석봉 千字文
- 일본어 펜글씨
- 학생 천자문
- 가례서식 백과
- 해외 펜팔 가이드
- 한글 펜글씨 교본
- 추구집
- 하구집